安全与应急科普丛书

职业卫生知识

"安全与应急科普丛书"编委会　编

中国劳动社会保障出版社

图书在版编目（CIP）数据

职业卫生知识/"安全与应急科普丛书"编委会编. -- 北京：中国劳动社会保障出版社，2022

（安全与应急科普丛书）

ISBN 978-7-5167-5297-5

Ⅰ. ①职… Ⅱ. ①安… Ⅲ. ①劳动卫生-基本知识 Ⅳ. ①R13

中国版本图书馆 CIP 数据核字（2022）第 043694 号

中国劳动社会保障出版社出版发行

（北京市惠新东街 1 号　邮政编码：100029）

*

北京市科星印刷有限责任公司印刷装订　　新华书店经销

880 毫米×1230 毫米　32 开本　4.875 印张　101 千字

2022 年 4 月第 1 版　　2022 年 4 月第 1 次印刷

定价：15.00 元

读者服务部电话：（010）64929211/84209101/64921644

营销中心电话：（010）64962347

出版社网址：http://www.class.com.cn

"安全与应急科普丛书"编委会

内 容 简 介

虽然我国职业卫生法律法规体系已经基本健全，但是前些年粗放发展积累的职业卫生问题相继出现，因此职业卫生形势仍较为严峻。普及职业卫生相关知识，可以有效保护劳动者免受职业病危害因素的伤害。

本书紧扣职业卫生、职业病防治等法律、法规和相关标准，详细介绍了职工在生产过程中应该了解的职业卫生知识。本书内容主要包括职业卫生方针政策、职业病预防基础知识、职业卫生监督管理、职工职业卫生权利和义务、典型职业病危害及其防护、职业心理卫生、职业卫生文化、职业病危害个人防护与急救等知识。

本书内容丰富，层次清楚，所写知识典型性、通用性强，可作为相关行业管理部门和用人单位开展职业卫生知识科普工作使用，也可作为广大职工群众增强职业病防范意识、提高职业卫生素质的普及性学习读物。

目　录

第 7 章　职业卫生文化

第 8 章　职业病危害个人防护与急救

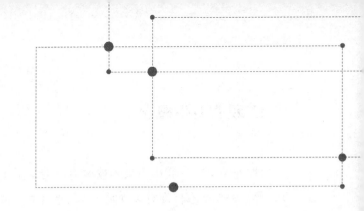

第 1 章

职业卫生方针政策

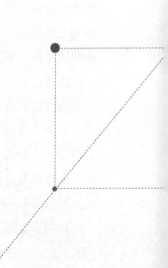

1. 职业卫生概念

"职业卫生"在我国历来还被称为"劳动卫生""职业健康"等，根据国家标准有关规定，"职业卫生"被定义为：以职工的健康在职业活动中免受有害因素侵害为目的的工作领域及在法律、技术、设备、组织制度和教育等方面所采取的相应措施。本书中，"职业卫生""职业健康"在内容中通用，意义相同。

国际劳工组织和世界卫生组织提出：职业卫生旨在促进和维持所有职工在身体和精神幸福上的最高质量，防止职工发生由其工作环境所引起的各种有害于健康的情况，保护职工在就业期间免遭由不利于健康的因素所产生的危险，使职工置身于一个能适应其生理和心理特征的职业环境之中。总之，要使每个人都能适应自己的工作。

随着工业的兴起和发展，生产环境中使人致病的有害因素的种类和数量也在不断增加，引发的健康损害也各种各样。因此，职业病危害因素长久以来一直影响着广大劳动者的生产环境并导致各种职业疾病，严重影响社会和经济的发展。

面对劳动过程中的危害因素，劳动者也在生产过程中摸索出有效的防治手段和措施。在经济社会发展的不同时期，职业卫生的工作重点也不同，只有将历史经验与当前防治需求相结合，才能发现适用于现阶段的新手段、新技术，才能更好地服务于广大劳动者，尽可能地降低职业病危害因素产生的危害。

2. 职业卫生总体要求

(1) "健康中国 2030" 规划纲要

2016 年 10 月 25 日，中共中央、国务院发布了《"健康中国 2030" 规划纲要》，这是我国推进健康中国建设的行动纲领。其中主要涉及职业健康的内容在第十六章完善公共安全体系的第一节强化安全生产和职业健康中，主要内容为：开展职业病危害基本情况普查，健全有针对性的健康干预措施。进一步完善职业安全卫生标准体系，建立完善重点职业病监测与职业病危害因素监测、报告和管理网络，遏制尘肺病和职业中毒高发势头。建立分级分类监管机制，对职业病危害高风险企业实施重点监管。开展重点行业领域职业病危害专项治理。强化职业病报告制度，开展用人单位职业健康促进工作，预防和控制工伤事故及职业病发生。加强全国个人辐射剂量管理和放射诊疗辐射防护。

(2) 全国职业健康工作会议

2021 年 3 月 8 日，2021 年全国职业健康工作会议在北京召开。会议强调，要准确把握新时期职业健康工作的新形势新任务新要求，全面贯彻新发展理念，站在更高起点、面向更广阔领域，深入贯彻落实健康中国建设战略，推动职业健康工作更加富有成效和更具可持续性地开展。统筹做好疫情防控常态化下的职业健康工作，抓好"十四五"规划，加强系统治理，深化落实"防、治、管、教、建"五字策略。着力推进改革创新，持续加强队伍和作风建设，努力构建职业健康发展新格局。

3. 职业卫生法律法规体系

目前，我国已经初步形成了具有中国特色并与国际接轨的，符合依法治国和社会主义市场经济建设要求的职业卫生法律法规和相关标准体系。

我国职业卫生法律法规体系具有五个层次：

第一层次，宪法。《中华人民共和国宪法》是国家的根本法，具有最高的法律效力，一切其他法律、行政法规、地方性法规、部门规章都不得同宪法相抵触。

第二层次，法律。法律是由全国人民代表大会及其常务委员会制定的，如《中华人民共和国职业病防治法》《中华人民共和国安全生产法》等。

第三层次，行政法规。行政法规是国务院根据宪法和法律制定的，如《使用有毒物品作业场所劳动保护条例》《中华人民共和国尘肺病防治条例》等。

第四层次，部门和地方政府规章。部门和地方政府规章是由国务院各组成部门和具有行政管理职能的国务院直属机构，省、自治区、直辖市和较大的市的人民政府制定，如《职业病诊断与鉴定管理办法》《职业健康检查管理办法》等。

第五层次，其他规范性文件。其他规范性文件通常是由国务院或职业健康主管部门以"通知"等形式下发某项职业健康工作的规范性文件，如《国家卫生健康委关于加强职业病防治技术支撑体系建设的指导意见》《人力资源社会保障部国家卫生健康委关于做好尘肺病重点行业工伤保险有关工作的通知》等。

4. 职业卫生标准体系

（1）职业卫生标准的定义

职业卫生标准是以保护劳动者健康为目的，对劳动条件的各种卫生要求所做的统一规定。职业卫生标准是职业病防治工作标准化管理的技术规范，是衡量职业病危害控制效果的技术指标，是贯彻实施职业卫生法律法规的重要技术依据，也是职业病防治工作监督管理的法定依据。

（2）我国职业卫生标准体系

目前我国各部委制定修订并发布的有关职业卫生的国家标准及行业标准已有 500 多项，国家职业卫生标准体系已经初步建立。

我国将标准划分为国家标准、行业标准、地方标准、团体标准和企业标准五个层次，各层次之间有一定的依从关系和内在联系，形成了一个覆盖全国且层次分明的标准体系。国家标准、行业标准均可分为强制性和推荐性两种属性，标准代号后加"/T"的为推荐性标准，不加"/T"即为强制性标准。

5. 我国职业健康工作形势

我国目前正处于工业化、城镇化快速发展阶段，近几十年粗放式发展中积累的职业病问题逐渐显现，尘肺病等职业病防治形势十分严峻。

根据《2020 年我国卫生健康事业发展统计公报》，截至 2020 年年底，全国共有职业健康检查机构 4 520 个、职业病诊断机构 589 个。2020 年全国共报告各类职业病新病例 17 064 例，职业性尘肺病及其他呼吸系统疾病 14 408 例（其中职业性尘肺病 14 367 例），职业性耳鼻喉口腔疾病 1 310 例，职业性传染病 488 例，职业性化学中毒 486 例，物理因素所致职业病 217 例，职业性皮肤病 63 例，职业性肿瘤 48 例，职业性眼病 24 例，职业性放射性疾病 10 例，其他职业病 10 例，因尘肺病死亡 6 668 例。

综上，目前我国仍面临着较严重的职业病问题。另外我国职业病防治仍存在主体责任落实不到位，监督管理、防治服务能力不足等问题。

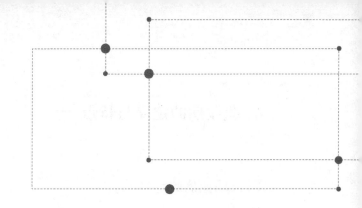

第 2 章

职业病预防基础知识

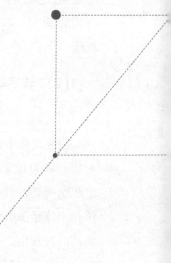

6. 职业病的定义与特点

(1) 职业病的定义

当职业病危害因素作用于人体的强度和时间超过一定的限度时，人体不能承受其所造成的功能性或器质性病理改变，从而出现相应的临床症状并影响劳动能力，这类疾病统称为职业性疾病。

《中华人民共和国职业病防治法》（以下简称《职业病防治法》）中对职业病做出了明确的定义：职业病是指企业、事业单位和个体经济组织等用人单位的劳动者在职业活动中，因接触粉尘、放射性物质和其他有毒、有害因素而引起的疾病。

(2) 法定职业病

1）法定职业病定义及条件

实际工作中，各国结合国情由政府有关部门审定公布的职业病，称为狭义的职业病，或称为法定（规定）职业病。法定职业病必须具备四个条件：①病人主体仅限于企业、事业单位和个体经济组织等用人单位的劳动者；②必须是在从事职业活动的过程中产生的；③必须是因接触职业病危害因素引起的；④必须是列入国家规定的职业病范围的。

2）我国法定职业病

《职业病防治法》第四次修正后共分总则、前期预防、劳动过程中的防护与管理、职业病诊断与职业病病人保障、监督检查、法律责任、附则共 7 章 88 条，自 2018 年 12 月 29 日起施行。依据《职业病防治法》，职业病的分类和目录由国务院卫生行政部门会同国务院劳动保障行政部门制定、调整并公布，现行的《职业病分类和目录》中规定的职业病共分为 10 类 132 种。

(3) 职业病的特点

1) 病因明确

职业病的病因是明确的，即由于劳动者在职业活动过程中长期受到来自化学的、物理的、生物的职业病危害因素的侵害，或长期受不良的作业方法、恶劣的作业条件的影响。这些因素的侵害及影响对职业病的起因，直接或间接地、个别或共同地发生作用。

2) 疾病发生与劳动条件密切相关

职业病的发生与生产环境中职业病危害因素的数量或强度、作用时间、劳动强度及个人防护等密切相关。如急性中毒的发生，多是由短期内大量吸入毒物引起的；慢性中毒，则多是由长期吸收较小量的毒物蓄积引起的。

3) 与职业病危害因素的浓度或强度有关

职业病病人所接触的病因大多是可以检测的，而且其浓度或强度需要达到一定的程度，才能使劳动者致病。一般接触职业病危害因素的浓度或强度与病因有直接关系。

4) 缓发性

职业病不同于突发性事故或疾病，其病症一般经过一个较长的逐渐形成期或潜伏期后才能显现，属于缓发性伤残。

5）群体性

职业病具有群体性发病特征，在接触同样职业病危害因素的人群中，多是同时或先后出现一批相同的职业病病人，很少出现仅有个别人发病的情况。

6）潜在损伤性

由于职业病多表现为体内器官或生理功能的损伤，因而是只见"病症"，不见"伤口"，对人体造成的损伤是潜在的。

7）可治疗性

大多数职业病如能早期诊断、及时治疗、妥善处理，则愈后较好。但有的职业病如尘肺病、金属及其化合物粉尘沉着病属于不可逆性损伤，很少有痊愈的可能，迄今为止所有治疗方法均无明显效果，只能对症处理、减缓进程，故发现越晚疗效越差。

8）可预防性

除职业性传染病外，仅治疗个体并不能有效控制人群发病，必须有效"治疗"有害的工作环境。从病因上来说，职业病是完全可以预防的。发现病因、改善劳动条件、控制职业病危害因素，即可减少职业病的发生，故职业病防治工作必须强调"预防为主、防治结合"。

9）个体差异性

即使在同一生产环境中从事同一工种，不同的人发生职业性损伤的概率和程度也有差别。

10）范围日趋扩大

随着经济社会的发展，越来越多新的职业性疾病将被发现，所以职业病分类和目录将被逐步调整。

7. 职业病的分类

随着经济的发展和科技的进步，各种新材料、新工艺、新技术的不断出现，职业病危害因素的种类越来越多，从而导致职业病的范围越来越广。目前，我国的《职业病分类和目录》将职业病分为 10 类 132 种，具体如下：

(1) 职业性尘肺病及其他呼吸系统疾病（19 种）

1）尘肺病（13 种）

矽肺、煤工尘肺、石墨尘肺、碳黑尘肺、石棉肺、滑石尘肺、水泥尘肺、云母尘肺、陶工尘肺、铝尘肺、电焊工尘肺、铸工尘肺以及根据《尘肺病诊断标准》和《尘肺病理诊断标准》可以诊断的其他尘肺病。

2）其他呼吸系统疾病（6 种）

过敏性肺炎、棉尘病、哮喘、金属及其化合物粉尘肺沉着病（锡、铁、锑、钡及其化合物等）、刺激性化学物所致慢性阻塞性肺疾病和硬金属肺病。

(2) 职业性皮肤病（9 种）

职业性皮肤病包括接触性皮炎、光接触性皮炎、电光性皮炎、黑变病、痤疮、溃疡、化学性皮肤灼伤、白斑以及根据《职业性皮肤病的诊断总则》可以诊断的其他职业性皮肤病。

(3) 职业性眼病（3种）

职业性眼病包括化学性眼部灼伤、电光性眼炎、白内障（含放射性白内障、三硝基甲苯白内障）。

(4) 职业性耳鼻喉口腔疾病（4种）

职业性耳鼻喉口腔疾病包括噪声聋、铬鼻病、牙酸蚀病和爆震聋。

(5) 职业性化学中毒（60种）

职业性化学中毒包括铅及其化合物中毒（不包括四乙基铅），汞及其化合物中毒，锰及其化合物中毒，镉及其化合物中毒，铍病，铊及其化合物中毒，钡及其化合物中毒，钒及其化合物中毒，磷及其化合物中毒，砷及其化合物中毒，铀及其化合物中毒，砷化氢中毒，氯气中毒，二氧化硫中毒，光气中毒，氨中毒，偏二甲基肼中毒，氮氧化合物中毒，一氧化碳中毒，二硫化碳中毒，硫化氢中毒，磷化氢、磷化锌、磷化铝中毒，氟及其无机化合物中毒，氰及腈类化合物中毒，四乙基铅中毒，有机锡中毒，羰基镍中毒，苯中毒，甲苯中毒，二甲苯中毒，正己烷中毒，汽油中毒，一甲胺中毒，有机氟聚合物单体及其热裂解物中毒，二氯乙烷中毒，四氯化碳中毒，氯乙烯中毒，三氯乙烯中毒，氯丙烯中毒，氯丁二烯中毒，苯的氨基及硝基化合物（不包括三硝基甲苯）中毒，三硝基甲苯中毒，甲醇中毒，酚中毒，五氯酚（钠）中毒，甲醛中毒，硫酸二甲酯中毒，丙烯酰胺中毒，二甲基甲酰胺中毒，有机磷中毒，氨基甲酸酯类中毒，杀虫脒中毒，溴甲烷中毒，拟除虫菊酯类中毒，铟及其化合物中毒，溴丙烷中毒，碘甲烷中毒，氯乙酸中毒，环氧乙烷中毒，上述条目未提及的与职业有害因素接触之间存在直接因果联系的其他化学中毒。

(6) 物理因素所致职业病 (7 种)

物理因素所致职业病包括中暑、减压病、高原病、航空病、手臂振动病、激光所致眼（角膜、晶状体、视网膜）损伤和冻伤。

(7) 职业性放射性疾病 (11 种)

职业性放射性疾病包括外照射急性放射病、外照射亚急性放射病、外照射慢性放射病、内照射放射病、放射性皮肤疾病、放射性肿瘤（含矿工高氡暴露所致肺癌）、放射性骨损伤、放射性甲状腺疾病、放射性性腺疾病、放射复合伤以及根据《职业性放射性疾病诊断标准（总则）》可诊断的其他放射性损伤。

(8) 职业性传染病 (5 种)

职业性传染病包括炭疽、森林脑炎、布鲁氏菌病、艾滋病（限于医疗卫生人员及人民警察）和莱姆病。

(9) 职业性肿瘤 (11 种)

职业性肿瘤包括石棉所致肺癌、间皮瘤，联苯胺所致膀胱癌，苯所致白血病，氯甲醚、双氯甲醚所致肺癌，砷及其化合物所致肺癌、皮肤癌，氯乙烯所致肝血管肉瘤，焦炉逸散物所致肺癌，六价铬化合物所致肺癌，毛沸石所致肺癌、胸膜间皮瘤，煤焦油、煤焦油沥青、石油沥青所致皮肤癌和β-萘胺所致膀胱癌。

（10） 其他职业病 （3种）

其他职业病包括金属烟热，滑囊炎（限于井下工人），股静脉血栓综合征、股动脉闭塞症或淋巴管闭塞症（限于刮研作业人员）。

8. 工作有关疾病

（1） 工作有关疾病的定义

工作有关疾病是指工作环境中存在的各种因素，直接或间接地作用于从业人员而引起的一类多因素、非特异性的疾病。广义来说，职业病也属于工作有关疾病。

工作有关疾病具有三层含义：

1）职业因素是该病发生和发展的诸多因素之一，但一般不是直接病因。

2）职业因素影响了健康，促使潜在的疾病显露或加重已有疾病的病情。

3）通过改善工作条件，可使所患疾病得到控制或缓解。

（2） 常见的工作有关疾病

常见的工作有关疾病有：心理精神障碍性疾病，如疑病症、神经官能症等；与工作有关的心血管系统疾病，如高血压等；溃疡病、肌肉骨骼损伤，如腰背痛、肩颈腕损伤等；其他工作有关的传染病，如病毒性肝炎、结核病和真菌感染等。

因工作有关疾病是多因素交互作用的结果，病因不明确，故其预防工作必须采取多学科的综合措施，并依靠各方面有关人员的共同参与。尤其是职业卫生、各级医疗、卫生防疫和保健人员等，应认识到工作有关疾病预防工作的重要性。

9. 职业病预防的原则

职业病应遵循以下三级预防原则：

(1) 一级预防

一级预防又称病因预防，是从根本上杜绝职业病危害因素对人的作用，即改进生产工艺和生产设备，合理利用防护设施及劳动防护用品，以减少从业人员接触职业病危害因素的机会和程度。将国家制定的工业企业设计卫生标准、工作场所职业病危害因素职业接触限值等作为共同遵守的接触限值或防护的准则，可以使其在职业病预防中发挥重要的作用。

(2) 二级预防

二级预防又称发病预防，是早前检测和发现人体受到职业病危害因素所致的疾病。其主要手段是通过定期进行环境中职业病危害因素的监测和对接触者的定期体格检查，来评价工作场所职业危害程度，控制职业危害，加强职业病危害因素的防护，使工作场所职业病危害因素的浓度（强度）符合国家职业卫生标准。

(3) 三级预防

三级预防是指在职工患职业病以后，对其进行合理的康复处理，包括对职业病病人的保障，对疑似职业病病人进行诊断。具体做法有：保障职业病病人享受职业病待遇；安排职业病病人进行治疗、康复和定期检查；对不适宜继续从事原工作的职业病病人，应当调离原岗位并妥善安置。

10. 用人单位职业病预防

(1) 建设项目职业病防护设施"三同时"

建设项目职业病防护设施"三同时"是指建设项目职业病防护设施必须与主体工程同时设计、同时施工、同时投入生产和使用。建设单位应当优先采用有利于保护劳动者健康的新技术、新工艺、新设备和新材料，职业病防护设施所需费用应当纳入建设项目工程预算。建设项目职业病防护设施"三同时"工作可以与安全设施"三同时"工作一并进行。

(2) 建设项目职业病危害预评价

对可能产生职业病危害的建设项目，建设单位应当在建设项目可行性论证阶段进行职业病危害预评价，编制预评价报告。建设单位应当按照评审意见对职业病危害预评价报告进行修改完善，并对最终的职业病危害预评价报告的真实性、客观性和合规性负责。职业病危害预评价工作过程应当形成书面报告备查。

(3) 用人单位职业卫生教育培训

用人单位应当对劳动者进行上岗前的职业卫生教育培训和在岗期间的定期职业卫生教育培训，督促劳动者遵守职业病防治的法律、法规、规章，国家职业卫生标准和操作规程（其具体要求可参考本书第7章有关内容）。

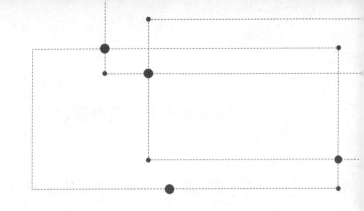

第 3 章

职业卫生监督管理

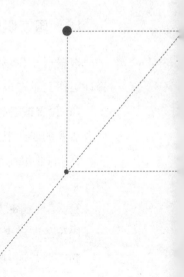

11. 国家职业卫生监督管理

（1）国家职业卫生监督管理的总体原则

目前，我国实行职业卫生分级监督管理的原则，国务院卫生行政部门、劳动保障行政部门依照《职业病防治法》和国务院规定的职责，负责全国职业病防治的监督管理工作。县级以上地方人民政府卫生行政部门、劳动保障行政部门依照《职业病防治法》和本级人民政府规定的职责，负责本行政区域内职业病防治的监督管理工作。

（2）国家职业卫生监督管理的主要内容

根据《工作场所职业卫生管理规定》，我国职业卫生监督管理工作的重点包括：

1）设置或者指定职业卫生管理机构或者组织，配备专职或者兼职的职业卫生管理人员情况。

2）职业卫生管理制度和操作规程的建立、落实及公布情况。

3）主要负责人、职业卫生管理人员和职业病危害严重的工作岗位的劳动者职业卫生培训情况。

4）建设项目职业病防护设施"三同时"制度落实情况。

5）工作场所职业病危害项目申报情况。

6）工作场所职业病危害因素监测、检测、评价及结果报告和公布情况。

7）职业病防护设施、应急救援设施的配置、维护、保养情况，以及职业病防护用品的发放、管理及劳动者佩戴使用情况。

8）职业病危害因素及危害后果警示、告知情况。

9）劳动者职业健康监护、放射工作人员个人剂量监测情况。

10）职业病危害事故报告情况。

11）提供劳动者健康损害与职业史、职业病危害接触关系等相关资料的情况。

12）依法应当监督检查的其他情况。

（3）国家职业卫生监督管理的检查类型

1）日常监督检查

日常监督检查是指不定期组织的监督检查执法活动，包括对企业全面的职业危害防治情况进行检查或对某些职业危害严重的行业和单位职业卫生情况进行重点监督检查；定期对企业开展的职业卫生监督检查。

2）专项监督检查

专项监督检查是指针对专门或特殊的职业卫生工作进行的监督检查，包括对职业卫生安全许可证颁发管理工作的监督检查；对建设项目职业卫生"三同时"工作的监督检查等。

3）举报监督检查

根据举报进行监督检查的活动。

12. 职业健康监护管理

（1）职业健康监护的概念

根据国家有关标准，职业健康监护被定义为：是以预防为目的，根据劳动者的职业接触史，通过定期或不定期的医学健康检查和健康相关资料的收集，连续性地监测劳动者的健康状况，分析劳动者健康变化与所接触的职业病危害因素的关系，并及时地将健康检查和资料分析结果报告给用人单位和劳动者本人，以便及时采取干预措施，保护劳动者健康。

（2）职业健康监护的目的

职业健康监护的目的主要包括以下几个方面：

1）早期发现职业病、职业健康损害和职业禁忌证。

2）跟踪观察职业病及职业健康损害的发生、发展规律及分布情况。

3）评价职业健康损害与作业环境中职业病危害因素的关系及危害程度。

4）识别新的职业病危害因素和高危人群。

5）进行目标干预，包括改善作业环境条件，改革生产工艺，采用有效的防护设施和劳动防护用品，对职业病病人及疑似职业病病人和有职业禁忌人员的处理与安置等。

6）评价预防和干预措施的效果。

7）为制定或修订卫生政策和职业病防治标准服务。

（3）职业健康监护人群的界定原则

1）接触需要开展强制性健康监护的职业病危害因素的人群，都应接受职业健康监护。

2）接触需要开展推荐性职业健康监护的职业病危害因素的人群，原则上应根据用人单位的安排接受职业健康监护。

3）虽从事的作业并不直接接触要开展职业健康监护的职业病危害因素，但在工作中受到与直接接触人员同样的或几乎同样的接触，应视同职业性接触，需和直接接触人员一样接受职业健康监护。

4）根据不同职业病危害因素暴露和发病的特点及剂量—效应关系，应确定暴露人群或个体需要接受职业健康监护的最低暴露水平，其主要根据是工作场所职业病危害因素的浓度或强度以及个体累计暴露的时间。

5）离岗后职业健康监护的随访时间，主要根据个体累积暴露量和职业病危害因素所致健康损害的流行病学及其临床特点决定。

13. 职业健康检查管理

为加强职业健康检查工作，规范承担职业健康检查的医疗卫生机构（以下简称职业健康检查机构）管理，保护劳动者健康权益，根据《职业病防治法》及相关规定，国务院卫生行政部门负责全国范围内的职业健康检查工作的监督管理规定的制定。

（1） 承担职业健康检查的机构

承担职业健康检查的机构一般是医疗卫生机构，开展职业健康检查的专业机构应当在开展相关工作之日起 15 个工作日内向省级卫生行政部门备案。省级卫生行政部门定期向社会公布已经备案的职业健康检查机构名单、地址、检查类别和项目等相关信息，以供广大企业、事业单位及其职工选择。

1）应当具备的条件

职业健康检查机构应当具备以下条件：①应持有《医疗机构执业许可证》，涉及放射检查项目的还应当持有《放射诊疗许可证》。②具有相应的职业健康检查场所、候检场所和检验室，建筑总面积不小于 400 平方米，每个独立的检查室使用面积不小于 6 平方米。③具有与备案开展的职业健康检查类别和项目相适应的执业医师、护士等医疗卫生技术人员。④至少具有 1 名取得职业病诊断资格的执业医师。⑤具有与备案开展的职业健康检查类别和项目相适应的仪器、设备，具有相应职业卫生生物监测能力；开展外出职业健康检查，应当具有相应的职业健康检查仪器、设备、专用车辆等条件。⑥建立职业健康检查质量管理制度。⑦具有与职业健康检查信息报告相应的条件。

2）应承担的责任

已经在省级卫生行政部门备案的职业健康检查机构需要承担以下责任：①在备案开展的职业健康检查类别和项目范围内，依法开展职业健康检查工作，并出具职业健康检查报告；②履行疑似职业病的告知和报告义务；③报告职业健康检查信息；④定期向卫生行政部门报告职业健康检查工作情况，包括外出职业健康检查工作情况；⑤开展职业病防治知识宣传教育；⑥承担卫生行政部门交办的其他工作。

（2）职业健康检查分类

根据国家有关标准，职业健康检查按照开展的时间不同可分为：

1）上岗前职业健康检查

上岗前职业健康检查的主要目的是发现有无职业禁忌证，建立接触职业病危害因素人员的基础健康档案。

2）在岗期间职业健康检查

长期从事规定的需要开展健康监护的职业病危害因素作业的劳动者，应进行在岗期间的定期健康检查。

3）离岗时职业健康检查

劳动者在准备调离或脱离所从事的职业病危害作业或岗位前，应进行离岗时健康检查，主要目的是确定其在停止接触职业病危害因素时的健康状况。

（3）常规医学检查及其内容

职业健康检查包括常规医学检查项目和特殊医学检查项目。常规医学检查项目是指作为基本健康检查和大多数职业病危害因素的健康检查都需要进行的检查项目。根据国家有关标准，常规医学检查项目内容有：

1）劳动者个人基本信息资料

一般包括：①个人资料，如姓名、性别、出生年月、现工作单位等信息；②职业史，如从业工种、接触的职业病危害因素（危害病危害因素的名称，接触两种以上应具体逐一填写）

等；③个人生活史，如吸烟史、饮酒史等；④既往史，如预防疫苗接种及传染病史、药物及其他过敏史等；⑤家族史，如父母、兄弟、姐妹及子女的健康状况，是否患遗传性疾病等。

2）症状询问

应列出各系统的主要临床症状，在职业健康检查时应针对不同职业病危害因素及其可能危害的靶器官，有重点地询问，如神经系统是否存在头晕、嗜睡、肌肉抽搐现象，呼吸系统是否存在胸闷、咳嗽、气短等现象。

3）内科常规检查

一般包括：①皮肤黏膜、浅表淋巴结、甲状腺常规检查；②呼吸系统检查，如胸廓外形、胸部叩诊和听诊；③心如血管系统检查，如心脏的大小、心尖搏动、心率、心律、各瓣膜区心音及杂音、心包摩擦音等；④消化系统检查，如腹部外形、肠蠕动、肝脾大小和硬度。

4）神经系统常规检查

一般包括：意识、精神状况，腱反射、浅感觉、深感觉。

5）其他专科的常规检查

一般包括：眼科常规检查、口腔科常规检查、耳科常规检查、鼻及咽部常规检查、皮肤科常规检查。

6）实验室常规检查

一般包括：血常规、尿常规、肝功能、胸部 X 射线摄片、心电图、肺功能、肾功能。

（4）职业健康检查结果报告

1）职业健康检查总结报告

职业健康检查总结报告是健康体检机构给委托单位（用人

单位）的书面报告，是对本次检查的全面总结和一般分析，内容应包括：受检单位、职业健康检查种类、应检人数、受检人数、检查时间和地点，检查工作的实施情况，发现的疑似职业病、职业禁忌证和其他疾病的人数和汇总名单、处理建议等。

2）职业健康检查个体结论报告

检查发现有疑似职业病、职业禁忌证、需要复查者和有其他疾病的劳动者要出具体检结论报告，包括受检者姓名、性别、接触有害因素名称、检查异常所见、本次体检结论、建议等。个体体检结论报告应一式两份，一份给劳动者或受检者指定的人员，一份给用人单位。根据职业健康检查结果，对劳动者个体的健康状况结论可分为目前未见异常、复查、疑似职业病、职业禁忌证、其他疾病或异常。

3）职业健康监护评价报告

职业健康监护评价报告是根据职业健康检查结果和收集到的历年工作场所监测资料及职业健康监护过程中收集到的相关资料，通过分析劳动者健康损害和职业病危害因素的关系，以及导致发生职业危害的原因，预测健康损害的发展趋势，对用人单位劳动者的职业健康状况做出总体评价，并提出综合改进建议。

14. 职业健康监护档案信息管理

（1）职业健康监护档案及其内容

职业健康监护档案是职业健康监护全过程的客观记录资料，是系统地观察劳动者健康状况的变化，评价个体和群体健康损害的依据，应确保资料的完整性、连续性。根据《职业健康监护技术规范》规定，职业健康监护档案的主要内容有：

1）劳动者职业健康监护档案

其中应包括：劳动者职业史、既往史和职业病危害接触史，职业健康检查结果及处理情况，职业病诊疗等健康资料。

2）用人单位职业健康监护档案

其中应包括：用人单位职业卫生管理组织组成、职责，职业健康监护制度和年度职业健康监护计划，历年职业健康检查的文书，工作场所职业病危害因素监测结果等资料。

（2）职业健康监护档案管理方法

不同用人单位有不同的职业健康监护档案管理方法，但劳动者的职业健康监护档案应独立纳入人事档案，不然不仅与国家法律法规的要求不符，也无法对劳动者的健康状况进行有效监控。职业健康监护档案的管理要求有以下内容：

1）用人单位应当依法建立职业健康监护档案，并按规定妥善保存。劳动者或劳动者委托代理人有权查阅劳动者个人的职业健康监护档案，用人单位不得拒绝或者提供虚假档案材料。劳动者离开用人单位时，有权索取本人职业健康监护档案复印件，用人单位应当如实、无偿地提供，并在所提供的复印件上签章。

2）职业健康监护档案应由专人管理，管理人员应保证档案只能用于保护劳动者健康的目的，并保证档案的保密性。

（3）职业健康监护资料应用

1）职业健康监护工作中收集的劳动者健康资料只能用于

以保护劳动者个体和群体的职业健康为目的的相关活动，应防止资料的滥用和扩散。

2）职业健康监护资料应遵循医学资料的保密性和安全性原则，维护资料的完整性和准确性并及时更新。

3）职业健康检查机构应以适当的方式向用人单位、劳动者提供和解释个体和群体的健康信息，以促进他们能从保护劳动者健康和维护就业方面考虑提出切实可行的改进措施。

4）在应用健康监护资料评价劳动者对某一特定作业或某类型工作是否适合时，应首先建议改善作业环境条件和加强个体防护，在此前提下才能评价劳动者是否适合该工作。同时劳动者健康状况和工作环境都在随时发生变化，所以判定是否适合不应只是一次性的。

15. 职业病危害因素定期检测

职业病危害因素定期检测是指用人单位定期委托具备资质的职业卫生技术服务机构对其产生职业病危害的工作场所进行的检测。根据《用人单位职业病危害因素定期检测管理规范》规定，定期检测的范围应当包含产生职业病危害的全部工作场所，用人单位不得要求职业卫生技术服务机构仅对部分职业病危害因素或部分工作场所进行指定检测。

（1）前期准备

用人单位在委托职业卫生技术服务机构进行检测、签订定期检测合同前，应当对职业卫生技术服务机构的资质、计量认证范围等事项进行核对，并将相关资质证书复印存档。用人单位与职业卫生技术服务机构签订委托协议后，应将其生产工艺流程、产生职业病危害的原辅材料和设备、职业病防护设施、劳动工作制度等与检测有关的情况告知职业卫生技术服务机构。

（2）检测过程中的要求

职业卫生技术服务机构在进行现场采样检测时，用人单位应当保证生产过程处于正常状态，不得故意减少生产负荷或停产、停机。用人单位应当对职业卫生技术服务机构现场采样检测过程进行拍照或摄像留证，采样检测结束时，陪同人员应当对现场采样检测记录进行确认并签字。

1）采样要求

用人单位与职业卫生技术服务机构应互相监督，保证采样检测符合以下要求：①采用定点采样时，选择空气中有害物质浓度最高、劳动者接触时间最长的工作地点采样；采用个体采样时，选择接触有害物质浓度最高和接触时间最长的劳动者采样。②空气中有害物质浓度随季节发生变化的工作场所，选择空气中有害物质浓度最高的时节为重点采样时段，同时风速、风向、温度、湿度等气象条件应满足采样要求。③在工作周内，应当将有害物质浓度最高的工作日选择为重点采样日；在工作日内，应当将有害物质浓度最高的时段选择为重点采样时段。④高温测量时，对于常年从事接触高温作业的，测量夏季最热月份的湿球黑球温度；不定期接触高温作业的，测量工期内最热月份的湿球黑球温度；从事室外作业的，测量夏季最热月份晴天有太阳辐射时的湿球黑球温度。

2）工作要求

用人单位在委托职业卫生技术服务机构定期检测过程中，不得出现的行为有：①委托不具备相应资质的职业卫生技术服务机构检测；②隐瞒生产所使用的原辅材料成分及用量、生产工艺与布局等有关情况；③要求职业卫生技术服务机构在异常气象条件、减少生产负荷、开工时间不足等不能反映真实结果的状态下进行采样检测；④要求职业卫生技术服务机构更改采样检测数据；⑤要求职业卫生技术服务机构对指定地点或指定职业病危害因素进行采样检测；⑥以拒付或少付检测费用等不正当手段干扰职业卫生技术服务机构正常采样检测工作；⑦妨碍正常采样检测工作，影响检测结果真实性的其他行为。

（3）检测报告归档备案

用人单位应当要求职业卫生技术服务机构及时提供定期检测报告，定期检测报告经用人单位主要负责人审阅签字后归档。在收到定期检测报告后 1 个月之内，用人单位应当将定期检测结果向所在地卫生行政部门报告。

定期检测结果中职业病危害因素浓度或强度超过职业接触限值的，职业卫生技术服务机构应提出相应整改建议。用人单位应结合本单位的实际情况，制定切实有效的整改方案，立即进行整改，整改落实情况应有明确的记录并存入职业健康档案备查，及时在工作场所公告栏向劳动者公布定期检测结果和相应的防护措施。

16. 职业病危害现状评价

(1) 职业病危害现状评价的定义与要求

为明确用人单位生产经营活动过程中的职业病危害因素种类及其危害程度，职业病危害防护设施和职业健康管理措施的效果等，以及为用人单位职业病防治的日常管理提供科学依据，需要依法进行职业病危害现状评价。

职业病危害现状评价是指对用人单位工作场所职业病危害因素及其接触水平、职业病防护设施，以及其他职业病防护措施与效果、职业病危害因素对劳动者的健康影响情况等进行的综合评价。

(2) 职业病危害现状评价的内容

职业病危害现状评价的工作内容应包括：

1）用人单位概况。

2）总体布局。如厂址、厂区的功能分区、生产工艺分布等。

3）职业病危害因素的调查、检测与评价。应阐明职业病危害因素的特性、可引起的职业病等，并给出接触情况、排放浓度等资料。

4）职业病危害防护设施的调查与评价。应包括防护设施设置数量及运行情况，使用和维护保养情况，以及防护设施参数的检测和分析评价。

5）职业卫生现场管理调查与评价。应包括个人使用的职业病防护用品调查与评价、现场应急救援设施调查与评价等。

6）职业健康监护情况分析与评价。应包括职业健康监护管理情况、职业健康检查结果分析、职业卫生管理情况调查与评价等。

7）建议。如从组织管理等方面提出职业病危害控制措施的建议。

17.　职业病危害项目申报

用人单位（煤矿企业除外）工作场所存在职业病目录所列职业病的危害因素时，应按国家相关规定，及时、如实申报职业病危害项目。

（1）职业病危害项目申报的主要内容

职业病危害项目是指存在职业病危害因素的项目，应按照我国有关规定确认。用人单位申报职业病危害项目时，应当提交职业病危害项目申报表和有关文件资料，包括：用人单位的基本情况；工作场所职业病危害因素种类、分布情况以及接触人数；法律法规和规章规定的其他文件、资料。

（2）职业病危害项目申报的职责

职业病危害项目申报工作实行属地分级管理的原则。中央企业、省属企业及其所属用人单位的职业病危害项目，向其所在地设区的市级人民政府卫生行政部门申报。其他职业病危害项目，向其所在地县级人民政府卫生行政部门申报。用人单位有下列情形之一的，应当向原申报机关申报变更职业病危害项目内容：

1）进行新建、改建、扩建、技术改造或者技术引进建设项目的，自建设项目竣工验收之日起 30 日内进行申报。

2）因技术、工艺、设备或者材料等发生变化导致原申报的职业病危害因素及其相关内容发生重大变化的，自发生变化之日起 15 日内进行申报。

3）用人单位工作场所、名称、法定代表人或者主要负责人发生变化的，自发生变化之日起 15 日内进行申报。

4）经过职业病危害因素检测、评价，发现原申报内容发生变化的，自收到有关检测、评价结果之日起 15 日内进行申报。

用人单位终止生产经营活动的，应当自生产经营活动终止之日起 15 日内向原申报机关报告并办理注销手续。

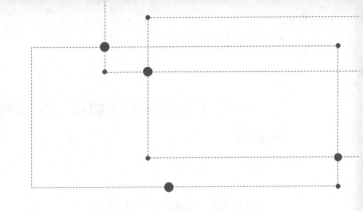

第 4 章

职工职业卫生权利和义务

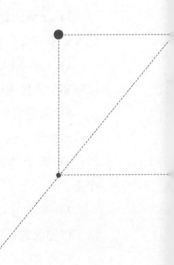

18. 职工依法享有的职业卫生权利和应履行的义务

(1) 职工的职业卫生权利

根据《职业病防治法》和相关法律法规的规定，职工享有下列职业卫生权利：

1）获得职业卫生教育、培训。

2）获得职业健康检查、职业病诊疗、康复等职业病防治服务。

3）了解工作场所产生或者可能产生的职业病危害因素、危害后果和应当采取的职业病防护措施。

4）要求用人单位提供符合防治职业病要求的职业病防护设施和个人使用的职业病防护用品，改善工作条件。

5）对违反职业病防治法律、法规以及危及生命健康的行为提出批评、检举和控告。

6）拒绝违章指挥和强令进行没有职业病防护措施的作业。

7）参与用人单位职业卫生工作的民主管理，对职业病防治工作提出意见和建议。

(2) 职工的职业卫生义务

为了保护自身健康，职工在职业病防治中应当履行以下义务：

1）认真接受用人单位的职业卫生教育和培训，努力学习和掌握必要的职业卫生知识。

2）遵守职业卫生法律法规、制度和操作规程。

3）正确使用与维护职业病危害防护设备及个人防护用品。

4）及时报告事故隐患。

5）积极配合上岗前、在岗期间和离岗时的职业健康检查。

6）如实提供职业病诊断、鉴定所需的有关资料等。

19. 职业病的诊断原则

（1）职业病诊断的法定要求

根据《职业病诊断与鉴定管理办法》规定：职业病诊断应当按照《职业病防治法》、本办法的有关规定及《职业病分类和目录》、国家职业病诊断标准，依据劳动者的职业史、职业病危害接触史和工作场所职业病危害因素情况、临床表现以及辅助检查结果等，进行综合分析。材料齐全的情况下，职业病诊断机构应当在收齐材料之日起 30 日内作出诊断结论。没有证据否定职业病危害因素与病人临床表现之间的必然联系的，应当诊断为职业病。

（2）职业史

患者的职业史是确定职业病极为重要的前提。因为许多职业病的临床表现与一般疾病的表现相似，必须有明确的职业史，职业病的诊断才能确立。在询问职业史时，要全面系统地问清患者现在和过去从事何种工作、接触何种有害因素、从事接触有害因素作业的工龄、每天接触有害因素的时间和量等问题。

（3）现场职业卫生条件调查

现场职业卫生条件调查是指对现场从原材料至成品的全部生产工艺和劳动操作过程以及卫生条件、卫生技术措施等进行全面调查，包括工艺流程、操作方法、环境卫生条件、车间中有害因素的水平、防护措施及使用效果等方面。

（4）临床检查与观察

在职业病的诊断过程中，除应用一般的临床检查外，还要采用职业病的特殊检查方法。在判断患者的症状和体征是否符合某一职业病的特征时，尤其要注意早期典型症状和体征，例如诊断尘肺时必须有胸部 X 光片的检测结果。

（5）实验室检查或特殊检查

1）接触指标

接触指标的检查是指对生物材料如毒物、代谢产物的含量和生化指标的测定。

2）效应指标

效应指标与接触的职业病危害因素有关，如对噪声工作人员的听力测定，对接触局部振动工作人员的白指实验等多个方面。

20. 职业病诊断程序

　　《职业病诊断与鉴定管理办法》中对于职业病诊断程序有详细的描述，感兴趣的读者可自行查阅。职业病诊断机构发现职业病病人或者疑似职业病病人时，应当及时向所在地县级卫生行政部门报告，并进行职业病诊断。劳动者或用人单位申请职业病诊断的流程如图 4-1 所示。

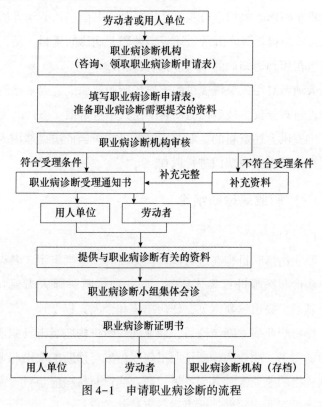

图 4-1　申请职业病诊断的流程

（1）职业病诊断资料

1）需要的资料

职业病诊断需要的资料有：劳动者职业史和职业病危害接触史（包括在岗时间、工种、岗位、接触的职业病危害因素名称等）；劳动者职业健康检查结果；工作场所职业病危害因素检测结果；职业性放射性疾病诊断还需要个人剂量监测档案等。

2）资料的来源

职业病诊断机构进行职业病诊断时，书面通知劳动者所在的用人单位提供其掌握的上述规定的职业病诊断资料，用人单位应当在接到通知后的 10 日内如实提供。

劳动者对用人单位提供的工作场所职业病危害因素检测结果等资料有异议，或者因劳动者的用人单位解散、破产，无用人单位提供上述资料的，职业病诊断机构应当依法提请用人单位所在地卫生行政部门进行调查。

（2）职业病诊断结论

1）得出结论

职业病诊断机构在进行职业病诊断时，应当组织 3 名以上职业病诊断医师进行集体诊断。职业病诊断医师应当独立分析、判断、提出诊断意见，任何单位和个人无权干预。

作出职业病诊断结论后，职业病诊断机构应当出具职业病诊断证明书，职业病诊断证明书应当由参与诊断的取得职业病诊断资格的执业医师共同签署。职业病诊断机构应当对诊断医师签署的职业病诊断证明书进行审核并盖章。

2）诊断档案

职业病诊断机构应当建立职业病诊断档案并永久保存，档案应当包括：职业病诊断证明书；职业病诊断记录；用人单位、劳动者和相关部门、机构提交的有关资料；临床检查与实验室检验等资料。职业病诊断机构不再开展相关工作时，应当在拟停止开展有关工作的 15 个工作日之前告知其备案的省级卫生行政部门和所在地卫生行政部门，妥善处理职业病诊断档案。

21. 职业病诊断机构

（1）职业病诊断的条件

医疗卫生机构开展职业病诊断工作应具备的条件有：持有医疗机构执业许可证；具有相应的诊疗科目及与备案开展的诊断项目相适应的职业病诊断医师及相关医疗卫生技术人员；具有与备案开展的诊断项目相适应的场所和仪器、设备；具有健全的职业病诊断质量管理制度。

从事职业病诊断的医师应具备的条件有：具有医师执业证书；具有中级以上卫生专业技术职务任职资格；熟悉职业病防治法律法规和职业病诊断标准；从事职业病诊断、鉴定相关工作 3 年以上；按规定参加职业病诊断医师相应专业的培训，并考核合格。此外应取得省级卫生行政部门颁发的职业病诊断资格证书。

（2）诊断机构的职责

职业病诊断机构的职责有：在备案的诊断项目范围内开展职业病诊断；及时向所在地卫生健康主管部门报告职业病；按照卫生健康主管部门要求报告职业病诊断工作情况；承担《职业病防治法》中规定的其他职责。

另外，职业病诊断机构不能作为职业病鉴定办事机构。设区的市级以上地方卫生健康主管部门应当向社会公布本行政区域内依法承担职业病鉴定工作的办事机构的名称、工作时间、地点、联系人、联系电话和鉴定工作程序等。

22. 职业病工伤职工劳动能力鉴定

劳动能力鉴定是指法定机构对职工在职业活动中因工负伤或患职业病后，根据《工伤保险条例》规定在评定伤残等级时，通过医学检查对劳动功能障碍程度和生活自理障碍程度做出的技术性鉴定结论。劳动能力鉴定结论是工伤职工依法享受各类工伤保险待遇的依据。

（1）劳动能力鉴定委员会

1）劳动能力鉴定委员会及其职责

劳动能力鉴定委员会是针对劳动能力鉴定而设定的劳动和社会保障行政部门。劳动能力鉴定委员会分别由省、自治区、直辖市和设区的市级社会保险行政部门、卫生健康主管部门、工会组织、经办机构代表以及用人单位代表组成。

劳动能力鉴定委员会应依据职业病致残等级相关国家标准，对工伤职工劳动功能障碍程度和生活自理障碍程度组织进行技术性等级鉴定。

2）劳动能力鉴定委员会及其专家管理

根据相关规定，劳动能力鉴定委员会应每 3 年对专家库进行一次调整和补充，实行动态管理。其选聘的医疗卫生专家，聘期一般为 3 年，可以连续聘任。参加劳动能力鉴定的专家应当按照规定的时间、地点进行现场鉴定，严格执行劳动能力鉴定政策和标准，客观、公正地提出鉴定意见，若有利害关系的，应当回避。

（2）鉴定程序

根据《工伤保险条例》规定，职工罹患职业病，经治疗伤情相对稳定后存在残疾、影响劳动能力的，工伤职工或者其用人单位应当及时向设区的市级劳动能力鉴定委员会提出劳动能力鉴定申请。

1）申请材料

申请劳动能力鉴定应当填写劳动能力鉴定申请表，并提交下列材料：①有效的诊断证明、按照医疗机构病例管理有关规定复印或复制的检查、检验报告等完整病历材料；②工伤职工的居民身份证或者社会保险卡等其他有效身份证明原件。

2）鉴定过程

劳动能力鉴定委员会应当视职业病病情和严重程度等从医疗卫生专家库中随机抽取 3 名或者 5 名与工伤职工病情相关科别的专家组成专家组进行鉴定。

劳动能力鉴定委员会应当提前通知工伤职工进行鉴定的时

间、地点以及应当携带的材料。工伤职工应当按照通知的时间、地点参加现场鉴定。对行动不便的工伤职工，劳动能力鉴定委员会可以组织专家上门进行鉴定。

3）鉴定结论

专家组根据工伤职工伤情，结合医疗诊断情况，依据职工工伤与职业病致残等级国家标准提出鉴定意见。劳动能力鉴定委员会根据专家组的鉴定意见作出劳动能力鉴定结论。劳动能力鉴定结论书应当载明下列事项：①工伤职工及其用人单位的基本信息；②伤情介绍，包括伤残部位、器官功能障碍程度、诊断情况等；③作出鉴定的依据；④鉴定结论。

23. 职工工伤致残等级

职工工伤致残等级是指依据工伤致残者在评定伤残等级技术鉴定时的器官损伤、功能障碍及其对医疗与日常生活护理的依赖程度，适当考虑由于伤残引起的社会心理因素影响，对伤残程度进行综合判定分级。我国有关标准中对职工工伤致残等级进行了划分。

（1）等级划分总体原则

1）器官损伤是工伤的直接后果，但职业病不一定有器官缺损。

2）工伤后功能障碍的程度与器官损伤的部位及严重程度有关，职业病所致的器官功能障碍与疾病的严重程度相关。

3）医疗依赖分为特殊医疗依赖与一般医疗依赖两种。特殊医疗依赖指工伤致残后必须终身接受特殊药物、特殊医疗设备或装置进行治疗。一般医疗依赖指工伤致残后仍需接受长期或终身药物治疗。

4）生活自理障碍包括五项：进食、翻身、大小便、穿衣洗漱、自主行动。其障碍程度分三级：上述五项均需护理为完全生活自理障碍；三项或四项需要护理为大部分生活自理障碍；一项或两项需要护理为部分生活自理障碍。对于同一器官或者系统多处损伤，应先对单项伤残程度进行鉴定。如果几项伤残等级不同，以重者定级；如果两项及以上等级相同，最多晋升一级。

（2）职工工伤（职业病）致残等级分级

根据工伤致残程度，按照《工伤保险条例》等国家有关规定，将工伤（职业病）致残残情级别分为一级至十级。工伤伤残等级最重为第一级，最轻为第十级，详细判定标准可查阅《劳动能力鉴定　职工工伤与职业病致残等级》（GB/T 16180—2014）。

1）一级

器官缺失或功能完全丧失，其他器官不能代偿，存在特殊医疗依赖，或完全或大部分或部分生活自理障碍。

2）二级

器官严重缺损或畸形，有严重功能障碍或并发症，存在特殊医疗依赖，或大部分或部分生活自理障碍。

3）三级

器官严重缺损或畸形，有严重功能障碍或并发症，存在特殊医疗依赖，或部分生活自理障碍。

4）四级

器官严重缺损或畸形，有严重功能障碍或并发症，存在特殊医疗依赖，或部分生活自理障碍或无生活自理障碍。

5）五级

器官大部缺损或明显畸形，有较重功能障碍或并发症，存在一般医疗依赖，无生活自理障碍。

6）六级

器官大部缺损或明显畸形，有中等功能障碍或并发症，存在一般医疗依赖，无生活自理障碍。

7）七级

器官大部缺损或畸形，有轻度功能障碍或并发症，存在一般医疗依赖，无生活自理障碍。

8）八级

器官部分缺损，形态异常，轻度功能障碍，存在一般医疗依赖，无生活自理障碍。

9）九级

器官部分缺损，形态异常，轻度功能障碍，无医疗依赖或者存在一般医疗依赖，无生活自理障碍。

10）十级

器官部分缺损，形态异常，无功能障碍，无医疗依赖或者存在一般医疗依赖，无生活自理障碍。

24. 工伤保险待遇

《职业病防治法》含有多条关于工伤保险待遇的规定：用

人单位应当保障职业病病人依法享受国家规定的职业病待遇。用人单位必须依法参加工伤保险。国务院和县级以上地方人民政府劳动保障行政部门应当加强对工伤保险的监督管理，确保劳动者依法享受工伤保险待遇。

《工伤保险条例》和各地的实施细则对工伤保险待遇也进行了详细的规定。工伤保险待遇是职工受到事故伤害或者患有职业病后，获得医疗救治和经济补偿的一种保障。现行的工伤保险待遇在项目方面，国家统一进行了规定，而具体待遇标准则采取中央和地方统筹兼顾的原则。

（1）工伤保险待遇项目

《工伤保险条例》第五章对工伤保险待遇进行了详细规定，工伤保险待遇项目可简要概括为：工伤医疗待遇、康复和使用辅助器具待遇、停工留薪期待遇、生活护理待遇、伤残待遇、因工死亡待遇。

1）工伤医疗待遇

职工因工作遭受事故伤害或者患职业病进行治疗的，享受工伤医疗待遇。治疗工伤所需费用符合条例规定的，由工伤保险基金支付。职工住院治疗工伤的伙食补助费，到统筹地区以外就医所需的交通、食宿费用，符合条例相关规定的从工伤保险基金支付。

2）康复和使用辅助器具待遇

工伤职工认为符合工伤康复情形需要康复待遇的，应提出工伤康复申请。经劳动能力鉴定委员会确认具有康复价值的，可列入康复对象范围进行工伤康复。

工伤职工因日常生活或者就业需要，经劳动能力鉴定委员会确认，可以安装辅助器具，所需费用按照国家规定的标准由工伤保险基金支付。

3）停工留薪期待遇

停工留薪期是指职工因工作遭受事故伤害或者患职业病，需要暂停工作接受工伤医疗，原工资、薪水、福利、保险等待遇不变的期限。在停工留薪期内，原工资福利待遇不变，由所在用人单位按月支付。停工留薪期一般不超过 12 个月，伤情严重或者情况特殊，经设区的市级劳动能力鉴定委员会确认，可以适当延长，但延长不得超过 12 个月。工伤职工评定伤残等级后，停发原待遇，按照条例有关规定享受伤残待遇。工伤职工在停工留薪期满后仍需治疗的，继续享受工伤医疗待遇。

4）生活护理待遇

工伤职工已经评定伤残等级并经劳动能力鉴定委员会确认需要生活护理的，由工伤保险基金按月支付生活护理费。生活护理费按照生活完全不能自理、生活大部分不能自理和生活部分不能自理 3 个不同等级支付。

5）伤残待遇

职工因工致残，经劳动能力鉴定委员会鉴定伤残等级后，享受相应级别的伤残待遇，包括一次性伤残补助金、伤残津贴、一次性工伤医疗补助金和一次性伤残就业补助金以及生活护理费。一次性伤残补助金的计发，根据伤残等级按本人月工资的不同倍数由基金支付。伤残津贴的计发，根据伤残等级按本人月工资的不同比例由基金或用人单位支付。一次性工伤医疗补助金和一次性伤残就业补助金按各地具体制定的标准在终结工伤保险关系时由基金支付。生活护理费根据自理水平按统筹地区上半年月平均工资的不同比例由基金支付。

6）因工死亡待遇

职工因工死亡，其近亲属可从工伤保险基金领取丧葬补助金、供养亲属抚恤金和一次性工亡补助金。丧葬补助金为 6 个月的统筹地区上年度职工月平均工资。供养亲属抚恤金按照职工本人工资的一定比例发给由因工死亡职工生前提供主要生活来源、无劳动能力的亲属。一次性工亡补助金标准为上一年度全国城镇居民人均可支配收入的 20 倍。

（2）几种特殊情形的工伤保险待遇规定

1）职工被派遣出境工作

职工被派遣出境工作，依据前往国家或地区的法律应参加当地工伤保险的，参加当地工伤保险，其国内工伤保险关系中止；不能参加当地工伤保险的，其国内工伤保险关系不中止。

2）分立、合并、转让及承包经营的用人单位

用人单位分立、合并、转让的，承继单位应当承担原用人单位的工伤保险责任；原用人单位已经参加工伤保险的，承继单位应当到当地经办机构办理工伤保险变更登记。用人单位实行承包经营的，工伤保险责任由职工劳动关系所在单位承担。

3）职工被借调期间发生工伤事故

职工被借调期间受到工伤事故伤害的，由原用人单位承担工伤保险责任，但原用人单位与借调单位可以约定具体补偿办法。

4）企业破产

企业破产的，在破产清算时要依法拨付应当由单位支付的工伤保险待遇费用。

5）职工再次发生工伤

职工再次发生工伤，根据规定应当享受伤残津贴的，按照认定的伤残等级享受伤残津贴待遇。

（3）工伤保险待遇申请

根据《工伤保险条例》规定，工伤保险待遇由工伤保险基金、用人单位按规定支付。向工伤保险基金提出工伤保险待遇领取的主要环节包括：提出工伤保险申请；对申请人提交的材料进行审核及受理；待遇核定；出具待遇支付决定并送达用人单位及工伤职工。

1）工伤医疗待遇申请材料

工伤职工报销在医疗机构、工伤康复机构、劳动能力鉴定机构及康复器具装配机构现金结算的相关费用，应提交的材料有：身份证及其他有效身份证明材料复印件；认定工伤认定书复印件；劳动能力鉴定（确认）书；疾病诊断证明书复印件；门诊、住院收据（发票）、费用明细清单；领取相关待遇须提供的其他资料。

2）工伤补偿待遇申请材料

工伤职工申领工伤补偿待遇时，应提交的材料有：认定工伤决定书复印件；工伤职工身份证或其他有效身份证明材料复印件；劳动能力鉴定（确认）书复印件；领取相关待遇须提供的其他资料。

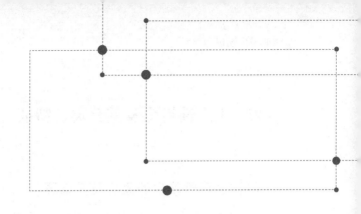

第 5 章

典型职业病危害及其防护

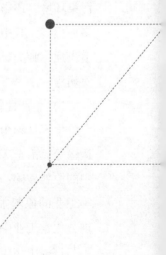

25. 生产性粉尘及其分类、特征

(1) 生产性粉尘的概念及其来源

粉尘是指悬浮在空气中的固体微粒，也称为灰尘、尘埃、烟尘、矿尘、沙尘、粉末等，这些名词在意义上相似。国际标准化组织规定，粒径小于 75 微米的固体悬浮物被定义为粉尘。

1）生产性粉尘的概念

生产性粉尘是指在生产过程中形成的，能长时间飘浮在空气中的固体微粒，其粒径多为 0.1～10 微米。生产性粉尘不仅污染环境，还影响作业人员的身体健康。粉尘能够对人体造成多种损害，其中以呼吸系统损害最为明显和严重，包括上呼吸道炎症、肺炎、肺肉芽肿、肺癌、尘肺病以及其他职业性肺部疾病等。

2）生产性粉尘的来源

生产性粉尘的来源十分广泛，如矿山行业中开采、开凿、运输等，冶金工业中的原料准备、矿石粉碎等，机械制造工业中的原料破碎、配料、清砂等，耐火材料、玻璃、水泥、陶瓷等工业的原料加工、打磨、包装，皮毛、纺织工业的原料处理，化学工业中固体颗粒原料的加工处理、包装等过程。由于工艺过程中防尘措施的不完善，上述生产领域均可产生大量粉尘。在本书的相关内容中，除非是特殊注明，一般都是直接将生产性粉尘简称为粉尘。

(2) 粉尘的分类

1）根据粉尘的性质分类

根据粉尘的性质，可将其分为三类：

①无机粉尘。包括金属矿物粉尘、非金属矿物粉尘、人工合成无机粉尘等。

②有机粉尘。包括植物性粉尘、动物性粉尘、人工有机粉尘等。

③混合性粉尘。在生产中最为常见，指上述各类粉尘的两种或多种混合物。

2）根据粉尘颗粒在空气中停留的状况分类

由于粉尘颗粒的成分不同、形状不一、密度各异，为了测定和相互比较，目前统一采用空气动力学直径来表示其大小。空气动力学直径指某一种类的粒子，若它在空气中的沉降速度与一种密度为 1 千克/立方米的球形粒子的沉降速度一样时，则这种球型粒子的直径即为该种粒子的空气动力学直径，本书中简称为粒径。

根据粉尘颗粒在空气中停留的时间，可以将粉尘分为三种：

①降尘。一般指粒径大于 10 微米，在重力作用下可以降落的颗粒状物质。

②飘尘。指粒径小于 10 微米的微小颗粒，如平常说的烟和雾中的颗粒状物质。

③气溶胶。以微细的液体或固体颗粒分散于空气中的分散体系称为气溶胶。

3）根据粉尘粒子在呼吸道沉积部位不同分类

不同粒径的粉尘粒子进入人体呼吸道的深度和在呼吸道的沉积部位不同，有些粉尘被人体吸入后又被呼出。据此可以将粉尘分为以下三类：

①非吸入性粉尘。指粒径大于 15 微米能被吸入呼吸道的机会非常少的粉尘。

②可吸入粉尘。指粒径小于 15 微米可以吸入呼吸道，进入胸腔范围的粉尘。

③呼吸性粉尘。指粒径小于 5 微米可到达呼吸道深部和肺泡区，进入气体交换区域的粉尘。

(3) 粉尘的重要特征

1) 凝聚性与附着性

凝聚是指细小粉尘颗粒互相结合成新的大粉尘颗粒的现象，附着是指尘粒和其他物质结合的现象。粉尘体积小、重量轻、比表面积大，增强了相互之间的结合力。当粉尘间的间距非常小时，由于受分子引力的作用，就会产生凝聚；当粉尘与其他物体间距非常小时，由于受分子引力的作用，就会产生附着。

2) 悬浮性

悬浮性是指粉尘可在空气中长时间悬浮的特性。粉尘粒径越小、质量越轻，则其比表面积越大，吸附空气能力越强，从而形成一层空气膜，不易沉降，可以长时间悬浮在空气中。

3) 扩散传播性

生产作业中的尘源所产生的粉尘，一般都是以空气为媒介，经过扩散等传播过程进入人体而危害健康。粉尘从静止状态进入运动状态并且悬浮在周围空气中的扩散过程，被称为一次尘化，或简称尘化。

4）湿润性

粉尘的湿润性是指粉尘与液体亲和的能力。液体对固体表面的湿润程度，主要取决于液体分子对固体表面作用力的大小，而对于同一粉尘颗粒来说，液体分子对尘粒表面的作用力又与液体的力学性质即表面张力的大小有关。表面张力越小的液体，越容易湿润尘粒，例如酒精、煤油的表面张力小，对粉尘的浸润性就比水强。

另外，粉尘的湿润性还与其形状和大小有关，球形粉尘的湿润性要比形状不规则的粉尘差；粉尘越细，亲水能力越差。如大块石英的亲水性强，但粉碎成粉末后其亲水能力则大大减弱。

5）荷电性与导电性

粉尘的荷电性是指粉尘可带电荷的特性，电除尘装置就是利用此特性来除尘的。粉尘在其产生和运动过程中，因天然辐射、空气的电离、尘粒之间的碰撞与摩擦等作用，都可能使粉尘获得正电荷或负电荷。如非金属和酸性氧化物粉尘常带正电荷，金属和碱性氧化物粉尘常带负电荷。

粉尘的导电性通常以电阻率表示。粉尘不仅靠粉尘颗粒本体内的电子或离子发生的容积导电，也靠颗粒表面吸附的水分和化学膜发生的表面导电。电阻率高的粉尘，在较低温度下，主要是表面导电，在较高温度下，则容积导电占主导地位。

6）自燃性和爆炸性

固体物料破碎以后，其表面积急剧增加，系统中粉尘的自由表面能也随之增加，从而提高了粉尘的化学活性，尤其是提高了其氧化产热的能力，在一定的条件下会自燃。粉尘自燃是由于放热反应时放热速度超过系统的排热速度，氧化反应自动加速造成的。

在封闭或半封闭的空间内，可燃性悬浮粉尘的燃烧会导致爆炸。爆炸是急剧的氧化燃烧现象，能够产生高温、高压、冲击波以及大量的一氧化碳等有毒有害气体，对生产安全有极大危害。

7）磨损性

磨损性是指粉尘在流动过程中对器壁或管壁的磨损破坏特性。表面具有尖棱形状的粉尘（如烧结尘）比表面光滑的粉尘的磨损能力强，粗粉尘比微细粉尘的磨损能力强。一般认为小于10微米的粉尘的磨损性是不强的，然而随着粉尘颗粒增大，其磨损性增强，但当粒径增加到某一最大值后，其磨损性便开始变弱。

8）光学特性

粉尘的光学特性包括其对光的反射、吸收和透光等。在粉尘检测技术中，常常用到这些特性。当光线穿过含尘介质时，由于尘粒对光的反射、吸收和透光等，光强被减弱，其减弱程度与粉尘的浓度、粒径、透明度、形状等有关。

9）危害性

粉尘的危害性是职业卫生技术与管理工作的中心内容，将在下一部分内容中重点介绍。

26. 粉尘的主要危害

(1) 粉尘对人体的主要危害

所有粉尘对人体都是有害的，不同特征的粉尘，可能引起人体不同部位、不同程度的损害。粉尘对人体直接的健康损害主要作用在呼吸系统上，会导致尘肺病、金属及其化合物粉尘肺沉着病、呼吸道炎症、呼吸系统肿瘤、其他呼吸系统疾病、局部损害作用以及中毒作用。

1）尘肺病

尘肺病是指由于吸入较高浓度的粉尘而引起的以肺组织弥漫性纤维化病变为主的全身性疾病。由于粉尘的种类和性质的不同，吸入后对肺组织的病理改变也有很大的差异。根据《职业病分类和目录》，尘肺病按其病因可分为矽肺、煤工尘肺、石墨尘肺、石棉肺、滑石尘肺、水泥尘肺、云母尘肺、陶工尘肺、碳黑尘肺、铝尘肺、电焊工尘肺、铸工尘肺、混合性尘肺、有机性粉尘引起的肺部疾患等。

尘肺病涉及许多行业，包括开矿采掘、开凿隧道、开山筑路，耐火材料、玻璃、陶瓷、搪瓷制造，以及铸造、石英砂加工等。尘肺病与工人吸入游离二氧化硅粉尘、水泥粉尘、碳黑粉尘、电焊烟尘以及多种粉尘混合吸入有关，其发病时间与吸入粉尘种类有关，多为 5~20 年，其中碳黑尘肺与铸工尘肺发病较晚，多为 20~30 年。

尘肺病人早期症状主要表现为在体力劳动或上坡走路时会

感到气短，后期还会有胸痛、胸闷、咳嗽、咯痰等症状。矽肺合并肺结核的频率较高，也可并发肺及支气管感染、自发气胸和肺心病等。

2) 金属及其化合物粉尘肺沉着病

有些生产性金属及其化合物粉尘如锡、铁、锑、钡及其化合物等粉尘被人体呼吸道吸入后，主要沉积于肺组织中，呈现异物反应，在肺部影像中可见结节状阴影，这类病变又称金属及其化合物粉尘肺沉着病。因其不损伤肺泡结构，肺功能一般不受影响，机体也没有明显的症状和体征，所以对健康危害不明显。

3) 呼吸道炎症

粉尘对人体来说是一种外来异物，因此机体会产生本能的排除异物反应，在粉尘侵入的部位将集聚大量巨噬细胞，导致炎症反应，引起粉尘性气管炎、支气管炎、肺炎、哮喘性鼻炎和支气管哮喘等疾病。

4) 呼吸系统肿瘤

某些粉尘本身就是或者含有人体致癌物，如石棉、镍、铬、砷等都是国际癌症研究机构提出的确定致癌物，含有这些物质的粉尘就可能引发呼吸系统和其他系统肿瘤。此外，放射性粉尘也可能引起呼吸系统肿瘤。

5) 其他呼吸系统疾病

由于粉尘诱发的纤维化、沉着和炎症作用，还常引起肺功能的改变，表现为阻塞性肺病、慢性阻塞性肺病等，在尘肺病病人中还常并发肺气肿、肺心病、肺结核等疾病。

6) 局部损害作用

粉尘作用于呼吸道黏膜，早期可引起功能亢进，黏膜下毛细血管扩张、充血，黏液腺分泌增加等症状，长期则造成萎缩性病变，呼吸道免疫功能下降。另外，金属粉尘还可引起角膜损伤、浑浊，沥青粉尘可引起光感性皮炎等。

7）中毒作用

含有可溶性有毒物质的粉尘，如含铅、砷、锰等的粉尘可很快被呼吸道黏膜溶解吸收，导致中毒，呈现出相应化学毒物中毒症状。

（2）粉尘的爆炸危害性

随着工业的发展，粉尘爆炸事故屡见不鲜，爆炸性粉尘的种类也越来越多。与气体爆炸相比，粉尘爆炸有如下特征：

1）粉尘爆炸中，热辐射起的作用比热传导更大。

2）粉尘爆炸的感应期长，可达数十秒，为气体爆炸的数十倍，其过程比气体爆炸复杂。

3）破坏力更强，粉尘密度比气体大，爆炸时能量密度也大，爆炸产生的温度、压力很高，冲击波传播速度快。

4）易发生不完全燃烧，爆炸产生的气体中一氧化碳含量更大。

5）发生二次爆炸或多次连续爆炸的可能性较大，且爆炸威力呈跳跃式增大。

6）一般会产生"黏渣"，并残留在爆炸现场附近。粉尘爆炸时因粒子一边燃烧一边飞散，一部分粉尘会被焦化黏结在一起，残留在爆炸现场附近。

（3）粉尘对生产和环境的危害

1）生产危害

生产中各类粉尘可降低光照度，影响室内作业的视野；机械转动部件会因粉尘磨损，降低工作精度，甚至造成设备报废；降低集成电路、化学试剂、精密仪表、微型电机等产品的精度或质量。

2）大气环境污染

粉尘排放于大气中可引起大气污染，危害人体健康。粉尘还能大量吸收太阳紫外线短波部分，严重影响儿童的生长发育。

27. 粉尘的主要防治技术措施

（1）综合防尘降尘技术

有关管理部门、科研单位和工业企业结合实际情况，逐步探索实施了粉尘防治管理制度改革和技术创新。这些综合防尘措施和工程上的防尘技术经过总结，形成了独具特色的防尘降尘"八字方针"，即"革、水、密、风、管、教、护、检"。

1）"革"即工艺改革

以低粉尘、无粉尘物料代替高粉尘物料，以不产尘设备、低产尘设备代替高产尘设备，这是减少或消除粉尘污染的根本措施。

2）"水"即湿式作业

湿式作业可以有效地防止粉尘飞扬。例如，矿山开采的湿式凿岩、铸造业的湿砂造型等。

3）"密"即密闭尘源

使用密闭的生产设备或者将敞口设备改成密闭设备。这是防止和减少粉尘外逸，治理作业场所空气污染的重要措施。

4）"风"即通风除尘

受生产条件限制，设备无法密闭或密闭后仍有粉尘外逸时，要采取通风措施，将产尘点的含尘气体直接抽走，确保作业场所空气中的粉尘浓度符合国家标准限值。

5）"管"即管理

工业企业要重视防尘工作，防尘设施要改善，维护管理要加强，确保防尘除尘设备的良好、高效运行。

6）"教"即宣教

工业企业应加强防尘宣传教育，普及防尘知识，使接触粉尘人员对粉尘危害有充分的了解和认识。

7）"护"即劳动防护

受生产条件限制，在粉尘无法控制或高浓度粉尘条件下作业，必须合理、正确地使用防尘口罩、防尘服等劳动防护用品。

8）"检"即检查

"检"又被称为"查"，主要是指加强职业健康检查：定期对接触粉尘人员进行体检；对从事特殊作业的人员应发放保健津贴；有职业禁忌证的人员，不得从事接触粉尘作业等。

（2）工业企业防尘设计

根据有关标准，在选择厂房位置时，应考虑自然条件对企业生产的影响以及企业和周边区域的相互影响，厂区总平面布置要注意功能分区的划分，以满足基本卫生要求；在安排产尘工序位置时，要以防止或减少粉尘对其他工序生产环境污染为原则。

1）厂址方面

要有良好自然条件，不应在人口密集的被保护区域内建设工厂，厂址应位于被保护对象的上风侧，并且注意避免多个企业的污染物产生交叉污染。

2）厂区平面布置方面

产生粉尘的生产设施应布置在厂区的上风侧，且通风条件良好的地段，要避免采用封闭式或半封闭式的布置形式。产生粉尘的车间与产生毒物的车间应分开，并与其他车间及生活区之间设有一定的卫生防护绿化带。

3）厂房平面结构方面

厂房的迎风面与夏季主导风向宜成 60~90 度夹角，开口部分应位于夏季主导风向的迎风面，在考虑风向的同时，应尽量使厂房的纵向墙朝南北方向，以减少西晒。

4）工艺布局方面

应使主要工作地点和操作人员多的工段位于车间内通风良好、空气环境清洁的地方。在布置工艺设备和安排工艺流程时，应该为通风除尘系统的合理布置提供必要的条件。

（3）常见防尘降尘措施

1）物料预先湿润黏结和湿式作业

物料预先湿润黏结和湿式作业是一种简便、经济、有效的防尘降尘措施。物料预先湿润黏结是指在破碎、研磨、转载、运输等产尘工序前，预先对产尘的物料采用液体进行湿润黏结，使产生的粉尘提前失去飞扬能力，预防悬浮粉尘的产生。湿式作业是指向破碎、研磨、筛分等产尘的生产作业点送水，以减少悬浮粉尘的产生。凡是在生产中允许加湿的作业场所均应首先考虑采用物料预先湿润黏结和湿式作业，目前主要在矿山、隧道施工，电厂、工业厂房、道路建设等行业使用。

2）喷雾降尘

喷雾降尘是指液体在一定的压力作用下通过喷雾器的微孔喷出，形成的雾状水滴与空气中浮游粉尘接触并使其沉降的方法。喷雾降尘是目前广泛应用的一种防尘措施之一，与其他防尘措施相比，它具有设备结构简单、使用方便、耗水量少、降尘效率高、费用低等优点；缺点是喷雾降尘将增加作业场所空气的湿度，影响作业场所环境。

3）通风除尘与物理降尘

通风除尘是防尘基本措施之一。要做好粉尘防治，一般离不开通风，如有些产尘作业点采取抽出式通风除尘系统排走粉尘，地下作业及隧道施工采取通风方法等。

物理降尘是利用粉尘的物理特性使其迅速沉降，从而降低空气中粉尘浓度，主要方法有：①荷电喷雾降尘。因为悬浮粉尘大部分带有荷电，利用带有与粉尘极性相反电荷的水雾，增加其捕尘效率及凝聚力，从而提高降尘效果。②磁水降尘。磁化器既可以降低水的表面张力，使水更容易吸附在粉尘表面，又可使水滴变细变小，有利于提高水的雾化程度，从而提高了降尘效果。③高压静电控尘。利用高压静电控制产生的悬浮粉尘，可把扬起的粉尘就地控制在尘源附近，这样既可以用于开放性尘源，也可用于封闭性尘源。

4）化学降尘

化学降尘是指采用化学的方法来减少浮游粉尘的产生，如利用湿润剂增加水对固体或粉尘的湿润性能，利用泡沫体覆盖和遮断尘源等方法提高降尘效果。目前化学降尘的方法有湿润剂降尘、泡沫降尘、化学抑尘剂保湿黏结抑尘。

（4）落尘清除

工业生产中会产生大量粉尘，由于目前的防尘技术和防尘管理方法尚未能将所有的粉尘全部根除，因此，落尘清除也是综合防尘技术措施的重要环节。清除落尘的方法主要有冲洗落尘、人工清扫落尘、真空吸尘等。

1）冲洗落尘

冲洗落尘是指用一定的压力水将沉积在产尘作业点及其下风侧的地面或空间四周的粉尘冲洗到有一定坡度的排水沟中，然后通过排水沟将粉尘集中到指定地点处理的除尘方式。该方法效果好，既简单又经济，因此，隧道、地下铁道、地下巷道、露天矿山及地面厂房的很多地点均采用此方法清除沉积粉尘。

2）人工清扫落尘

人工清扫落尘是指人工用一般的打扫工具把沉积的粉尘清扫集中起来，然后运到指定地点的除尘方式。这种方法不需要配备相关设备，但清扫工作本身会扬起部分粉尘，积尘范围大时要消耗大量的人力，因此，在现代化作业地点已较少大面积采用此法。只有在生产和工艺条件限制不宜采用冲洗落尘和真空吸尘时，才进行人工清扫。

3）真空吸尘

真空吸尘是指依靠通风机或真空泵的吸力，用吸嘴将积尘吸进吸尘装置，经除尘器净化后排出的除尘方式，主要应用于厂房地面的落尘清除。真空吸尘装置主要有集中式和移动式两种，集中式适用于清扫面积较大、积尘量大的地面厂房，它运行可靠，只需少数人员操作；移动式是一种整体设备，适用于积尘量不大的场合，使用起来比较灵活。

28. 化学毒物分类及其危害

（1）化学毒物及其分类

1）基本概念

根据国家相关规定，化学毒物是指在一定的条件下，较小剂量即可引起机体暂时或永久性病理改变，甚至危及生命的化学物质。与化学毒物危害密切相关的三个概念：一是中毒，指机体受毒物作用后引起一定程度损害而出现的疾病状态；二是生产性化学毒物，指生产劳动过程中产生的，存在于工作环境中的化学物质；三是职业性化学中毒，指劳动者在生产过程中由于接触生产性化学毒物而引起的中毒。

我国职业病发病率居高不下，职业危害形势依然严峻，其中职业性化学中毒人数仅次于尘肺病患者的人数。各类重大职业性急性、慢性化学中毒事件严重威胁着劳动者的生命安全和身体健康。

2）化学毒物的来源与接触机会

化学毒物主要来源于工业生产的生产原料、中间体或半成品、辅助原料、副产品和分解产物及反应产物等各个生产环节，如生产原料所用的乙烯和氯、制造苯胺的中间体硝基苯、作为辅助原料的苯和汽油、炼焦时产生的副产品沥青等。

职业劳动过程中劳动者与化学毒物的接触机会，主要有以下一些生产操作：①原料的开采和提炼。如锰矿中的锰粉、汞矿中的汞蒸气等。②材料的搬运和储存。如固态材料硫黄等，液态有毒物质如苯的氨基等包装泄漏。③材料加工。如原材料的粉碎、筛选、配料以及手工加料时导致的粉尘飞扬及蒸气的逸出。④化学反应。若某些化学反应控制不当，可发生意外事故，如放热产气反应过快可发生"满锅"，使物料喷出反应釜等。⑤生产操作。如物料输送管道或出料口发生堵塞，成品的烘干、包装等过程都可能有粉尘和有毒蒸气逸散。⑥生产中应用。如在农业生产中喷洒杀虫剂，喷漆中使用苯作稀释剂，矿山掘进作业使用炸药等，如果用法不当就会造成污染。⑦其他途径。有些作业虽未使用有毒物质，但在特定情况下劳动者也会接触到化学毒物以至发生中毒，如进入地窖、废弃巷道或地下污水井时发生硫化氢中毒等。

3）化学毒物的分类

化学毒物的分类方法很多，按其化学成分可分为金属、类金属、非金属、高分子化合物毒物等；按其物理状态可分为固态、液态、气态毒物；按其对人体的毒理作用可分为刺激性、腐蚀性、窒息性、神经性、溶血性毒物和致畸性、致癌性、致突变性毒物等。

一般将化学毒物分为：金属及类金属毒物，如铅、汞、锰等；刺激性和窒息性气体，如氯、氨、一氧化碳、氰化氢等；有机溶剂，如苯、甲苯、汽油等；苯的氨基和硝基化合物，如苯胺、三硝基甲苯等；高分子化合物，如塑料、合成橡胶、合成纤维、胶黏剂等；农药，如杀虫剂、除草剂、植物生长调节剂等。

（2）化学毒物对人体的不良影响

1）局部刺激和腐蚀作用

强酸、强碱可直接腐蚀皮肤和组织黏膜。

2）阻止氧的吸收、运输和利用

一氧化碳吸入后很快与人体的血红蛋白结合，从而影响血红蛋白运送氧气的能力；不活泼气体或毒性较小的气体，如氮气、甲烷可相对降低环境的氧气含量而造成窒息。

3）改变机体的免疫功能

化学毒物能干扰机体免疫功能，致使机体免疫功能低下，易患相关疾病。

4）影响酶活性

化学毒物会使机体酶的活性受到抑制。

5）致病作用

化学毒物具有"三致"作用，即致癌、致畸、致突变作用。

（3）金属类毒物及其危害

金属及其合金在工业上应用广泛，从矿山开采、冶炼、加工至应用，均会对工作场所造成污染，给劳动者的健康造成直接或间接伤害。常见的金属类毒物有铅、汞、锰、镉、铬等及其化合物，以下以铅、汞及其化合物为例介绍其对人体的危害。

1）铅及其化合物

铅是质地较软的蓝灰色重金属，高温条件下会逸出铅蒸气并凝集为烟雾。

①接触机会。铅矿及含铅矿的开采及冶炼存在铅危害。铅

化合物常用于制造蓄电池、玻璃、油漆、颜料等，在生产和使用含铅产品过程中均有机会接触。

②危害临床表现。职业性铅中毒大部分为慢性中毒，发病隐匿，早期表现为乏力、关节和肌肉酸痛、胃肠道不适等症状，病情进展可表现为：神经系统问题，如头晕、头痛、失眠、多梦等；消化系统问题，如腹部隐痛、腹胀，重者可出现"铅绞痛"等；造血系统问题，如贫血等；其他问题，如齿龈与牙齿交界上可出现由硫化铅颗粒沉积形成的暗蓝色线，部分患者肾脏受损，尿中可出现蛋白、红细胞等。

2）汞及其化合物

汞俗称水银，常温下为银白色液态金属，常温下即能蒸发。汞散落后不易清除，汞蒸气还可被泥土、衣物等吸附，造成二次污染。

①接触机会。汞能与多种金属形成汞合金，在冶金中用来提取和提纯金属；汞常用来合成牙病治疗材料；汞化合物在化工、电器、仪表、医药、冶金、军工和新技术领域均有重要用途，如温度计、气压表、回转器、各种水银电池和原电池等。

②危害临床表现。汞中毒按发病速度可以分为急性中毒和慢性中毒。急性中毒由短时间吸入高浓度汞蒸气或摄入可溶性汞盐引起，有发热及咳嗽、胸痛等呼吸系统症状，口腔牙龈炎和胃肠道疾病症状，严重者可发生化学性肺炎。慢性中毒主要会引起神经系统、口腔和肾功能损害，三大典型症状为易兴奋、震颤和口腔炎，初期表现常为神经系统综合征，如头晕、乏力、失眠、多梦、健忘、注意力不集中等，部分患者有心悸、多汗等自主神经系统紊乱现象。

(4) 刺激性气体类毒物及其危害

刺激性气体是指对眼、呼吸道黏膜和皮肤具有刺激作用，引起机体以急性炎症、肺水肿为主要病理改变的一类气态物质。此类气态物质多具有腐蚀性，常因生产过程中劳动者不遵守操作规程或容器、管道等设备被腐蚀而发生跑、冒、滴、漏后污染作业环境，在化学工业生产中最常见。

1) 氯气

氯气为具有强烈刺激性臭味的黄绿色气体。氯气急性中毒主要会引起呼吸系统损害，目前我国职业性急性氯气中毒发生数量和死亡人数位列刺激性气体的第一位。

①接触机会。氯气可由电解食盐产生，用于制造各种含氯化合物，在造纸、印染、颜料、纺织、合成纤维、塑料、制药、农药、冶金等行业被用作原料。

②危害临床表现。氯气危害的临床表现主要分为急性中毒与慢性影响。急性中毒主要为呼吸系统损害，起病急、进展快，表现为流泪、呛咳、咽痛等刺激性症状，轻者可出现恶心、呕吐、腹胀，重者会很快出现剧烈咳嗽、胸闷、气急、胸骨后疼痛或哮喘发作，可伴头痛、头晕，以及烦躁、嗜睡等精神障碍。慢性影响是指长期接触低浓度氯气可引起的慢性咽炎、支气管炎等慢性非特异性炎症，个别有哮喘发作、痤疮样皮疹和疱疹、牙齿酸蚀症等。

2) 氨

氨在常温常压下为具有强烈刺激性臭味的气体，常温下加压可液化为无色液体。氨易溶于水，其水溶液称为氨水，呈强碱性。氨对呼吸道有强烈的刺激与腐蚀作用。

①接触机会。合成氨生产，液氨直接制造氨水，应用氨制造硫酸铵、硝酸铵、碳酸氢铵、尿素等化肥，制碱、制药、塑料、树脂、染料、合成纤维、有机氰、氰化物、石油精炼等行业。

②危害临床表现。氨危害的临床表现主要分为急性中毒与慢性影响。急性中毒发病快，过量接触后即出现流泪、咳嗽、胸闷，咽部及结膜充血，并可进一步发展为支气管炎或支气管周围炎，严重者可发生喉头水肿、肺水肿，中毒后 3～7 天，可造成气道阻塞，引起窒息或肺不张。慢性影响是指长期接触氨气及其化合物时可出现慢性结膜炎、鼻炎、慢性咽炎、嗅觉或味觉减退等。

另外误服氨水可致口、咽、食道及胃黏膜严重灼伤，甚至发生食道、胃穿孔。高浓度氨或氨水可造成眼灼伤、角膜溃疡甚至穿孔，皮肤接触可引起灼伤，创面常较深，易合并感染。

(5) 窒息性气体类毒物及其危害

窒息性气体是指被机体吸入后，可使氧的供给、摄取、运输和利用发生障碍，使全身组织细胞得不到或不能利用氧而导致缺氧窒息的有害气体的总称。窒息性气体中毒后可表现为多个系统受损，其中受损表现最突出的是神经系统。

1) 一氧化碳

一氧化碳俗称"煤气"，是无色、无臭、无味、易燃易爆、无刺激性的气体。一氧化碳是最常见的窒息性气体，生产性和生活性原因引起的急性一氧化碳中毒均较常见。

①接触机会。凡是含碳物质不完全燃烧均可产生一氧化碳，如冶金、采矿爆破、燃气制取等行业，工业使用的各种窑

炉、煤气发生炉等生产过程中均会产生一氧化碳。一氧化碳也是化工原料，用于制造光气、甲醇、甲酸、丙酮等。

②危害临床表现。一氧化碳会引起急性一氧化碳中毒、急性一氧化碳中毒迟发脑病并造成慢性影响。急性一氧化碳中毒以急性脑缺氧为主要表现，轻度中毒患者会出现明显头痛、乏力、耳鸣、眼花，并伴有恶心、呕吐、心悸等。大量吸入一氧化碳时，症状加重，出现意识模糊、嗜睡或谵妄，随病情加重陷入昏迷，黏膜呈樱桃红色，并可出现脑水肿、抽搐、高热等，常合并呼吸循环衰竭、心肌损害、肺水肿、消化道出血。急性一氧化碳中毒迟发脑病是指急性一氧化碳中毒意识恢复后，经 2~60 天的"假愈期"，神经系统会出现一系列症状，这与局部脑血管继发性供血不足有关。慢性影响方面，一氧化碳有无慢性中毒尚有争论。近年的研究表明，长期反复接触低浓度的一氧化碳可引起类神经症，并对心血管系统有不利的影响。

2）硫化氢

硫化氢是无色、有臭鸡蛋样气味的气体，易积聚在低洼处。硫化氢易溶于水生成氢硫酸，也易溶于乙醇、汽油等有机溶剂。

①接触机会。硫化氢多属于生产过程中排放的废气，主要的接触机会有：含硫矿物开采及脱硫加工时废气排放；硫酸精炼、含硫药品和农药生产、橡胶硫化、食品加工等产生硫化氢；造纸、制糖、皮革加工等原料腐败产生硫化氢；下水道、粪坑、垃圾、废井等因有机废弃物在微生物作用下也可产生硫化氢。

②危害临床表现。硫化氢危害的临床表现主要分为急性中

毒与慢性影响。急性中毒指较低浓度接触时，出现眼痛、流泪、畏光、咽灼痛及刺激性咳嗽。高浓度吸入后，可在数秒至数分钟内出现头晕、呕吐、心悸、胸闷、共济失调及惊厥，会导致迅速昏迷，并发化学性肺水肿及多脏器衰竭，心肌损害可有心肌酶升高、心电图改变，有时心电图表现酷似心肌梗死。如接触极高浓度的硫化氢，可引起"电击样"死亡。慢性影响指硫化氢在体内虽无蓄积作用，但长期反复低浓度接触，可引起眼及呼吸道慢性炎症，全身可有类神经症、自主神经功能紊乱等表现。

（6）有机溶剂类毒物及其危害

有机溶剂是指一类以有机物为介质的溶剂，能溶解一些不溶于水的物质，如链烷烃、烯烃、醇、醛、胺、酯、醚、酮、芳香烃、卤代烃、杂环化合物、含氮化合物及含硫化合物等，工业有机溶剂有3万余种，多具有挥发性、可溶性和易燃性，对人体各个系统可造成毒性危害。

（7）农药类毒物及其危害

农药是指用于防治农作物虫害的化学物质或化合物。它的接触机会非常广泛，既有大量的从事农药生产、运输、保存、使用的职业接触人群，也有通过接触被污染的产品、水体、土壤等环境的整个社会人群。

1）有机磷酸酯类农药

有机磷酸酯类农药是目前我国生产和使用最多的一类农药，常用的包括乙基对硫磷、乐果、敌百虫和敌敌畏等。有机磷酸酯类农药对光、热、氧不敏感，在酸性溶液中较稳定，大部分遇碱则易分解破坏。

①接触机会。有机磷酸酯类农药的生产、运输、销售、保存及使用等各个环节均有接触机会。

②危害临床表现。有机磷酸酯类农药危害表现主要分为急性中毒、中间肌无力综合征、迟发性多发性神经病和慢性中毒。

2）拟除虫菊酯类农药

这是一类化学结构类似天然除虫菊素的人工合成农药，对哺乳类动物毒性一般较低，其生产与使用量仅次于有机磷农药。常见的拟除虫菊酯类农药有溴氰菊酯、氯氰菊酯、杀灭菊酯、氰戊菊酯和氯菊酯等。

①接触机会。拟除虫菊酯类农药的生产、运输、销售、保存及使用等各个环节均有接触机会，使用性中毒往往发生于劳动者在田间施药时没做好个人防护，农药污染衣物及皮肤，造成劳动者中毒。

②危害临床表现。接触较大量拟除虫菊酯类农药后 1~48 小时患者会出现面部感觉异常，眼周及面颊部皮肤有烧灼针刺感、蚁走感及麻木感，头晕、头痛、乏力、恶心、呕吐、精神萎靡、流涎、多汗、手震颤；少数患者会出现胸闷、肢端发麻、心悸、视线模糊、瞳孔缩小；部分患者会出现四肢肌束震颤；严重者会出现意识模糊或昏迷，伴阵发性抽搐，可发生肺水肿。

29. 化学毒物危害防治

（1）化学毒物进入人体的途径

化学毒物主要通过呼吸道、皮肤、消化道进入人体。

1）呼吸道

呼吸道是气体、雾、烟、粉尘等各类化学毒物进入人体最重要的途径。大部分职业中毒都是因化学毒物通过呼吸道进入人体，然后进入血液，并蓄积在肝、脑、肾等脏器中，其特点是作用快、毒性强。

2）皮肤

完好的皮肤是天然的防毒屏障，但有些化学毒物可通过完好的皮肤，或通过毛孔到达毛囊，再经皮脂腺而被吸收，小部分化学毒物还可通过汗腺进入体内。

3）消化道

经由污染的手或被污染的水杯、器皿等，化学毒物进入消化道后，主要被小肠吸收，特别是误食化学毒物或被化学毒物污染的食物等也可导致中毒。有些化学毒物可被黏膜迅速吸收而进入血液循环系统，如有机磷农药、氰化物等。

（2）化学毒物危害的影响因素

化学毒物的毒性强弱或作用特点常因其本身的化学结构、理化特性、彼此间的联合作用、生产环境条件和劳动强度等许多因素而表现不同。

1）化学毒物的理化特性对毒性的影响

化学毒物的理化特性对毒性的影响主要体现在可溶性、挥发性和分散度三个方面：化学毒物在人体体液中的可溶性越大，其毒性作用越强；化学毒物的挥发性越强，其在空气中的浓度就会越大，易进入人体的量越多，对人体的危害也就越大；化学毒物的颗粒越小，即分散度越大，则其化学活性越强，更易于随人的呼吸进入人体，因而毒作用越大。

2）化学毒物间的联合作用对毒性的影响

在生产环境中，现场劳动者接触到的化学毒物往往是多种共存的，所以必须了解多种毒物对人体的联合作用。化学毒物的联合作用有下列三种情况：①相加作用。两种以上的化学毒物同时存在于作业场所环境中时，它们的综合毒性为各个毒物毒性作用的总和。②相乘作用。多种化学毒物联合作用的毒性大大超过各化学毒物毒性的总和，又称增毒作用。③拮抗作用。多种化学毒物联合作用的毒性低于各个毒物毒性的总和，如氨和氯的联合作用即属此类。

此外，生产性化学毒物与生活性化学毒物的联合作用也很常见。如嗜酒的人易发生化学中毒，因为酒精可增加多种毒物的吸收能力，故接触化学毒物的人不宜饮酒。

3）生产环境和劳动强度对毒性的影响

生产环境如温度、湿度、气压等均可影响化学毒物对人体的作用。另外不同的生产方式影响化学毒物产生的数量和存在状态，不同的操作方法影响劳动者与化学毒物的接触机会。

劳动强度对化学毒物的吸收、分布、排泄均有显著的影响：劳动强度大，则呼吸量越大，导致劳动者皮肤充血、排汗量增多，使吸收毒物的速度加快；耗氧量增加，使劳动者对某些毒物所致的缺氧更加敏感。

总之，接触化学毒物后是否会中毒受多种因素影响，了解这些因素间相互制约、相互联系的规律，有助于控制不利因素，防止中毒事故的发生。

（3）化学毒物危害的预防控制

1）预防原则

化学毒物预防危害简称防毒，是指预防化学毒物所引起的职业病损伤，包括急性、慢性中毒及其远期效应的预防。化学性职业病损伤有明显的病因和发病条件，消除病因或控制发病条件可消除或减少发病。

开展防毒工作要遵循三级预防的原则：第一级预防要求从根本上杜绝化学毒物对人的作用，通过寻找并消除致毒源、改变工艺、改善生产环境，采取完善的卫生技术措施，使生产过程达到职业卫生标准；第二级预防是通过职业健康监护，早期发现病损，防止病情进一步发展；第三级预防是对已患病者及时诊断治疗，防止病情恶化，尽快康复。

2）管理控制

管理控制是指按照国家法律法规和标准建立的管理措施，预防作业场所化学毒物危害的管理方法。管理控制主要包括危害识别、安全标签、安全技术说明书、安全储存、安全传送、安全处理与使用、废弃物处理、接触监测、医学监督。

①危害识别。根据我国相关规定对化学品进行危险性鉴别是生产单位的责任。生产单位必须对自己生产的化学品进行危险性鉴别并进行标识，对生产的危险化学品加贴安全标签，并向用户提供安全技术说明书，确保有可能接触化学品的人员都

能得到化学品危害性的信息。

②安全标签。根据我国有关规定，生产单位出厂的危险化学品的包装上必须加贴标准的安全标签，出厂的非危险化学品应有标识。当一种危险化学品需要从一个容器分装到其他容器时，必须在所有的分装容器上都贴上安全标签。

③安全技术说明书。安全技术说明书详细描述了化学品的燃爆特性、毒性和对环境的危害等信息，给出了安全防护、急救、安全储运、泄漏应急处理等方面的信息，是了解化学品安全卫生信息的综合性资料。生产单位必须随产品向用户提供标准的安全技术说明书，采购、使用单位应主动向供应商索取安全技术说明书。

④安全储存。安全储存是化学品流通过程中非常重要的一个环节，为了加强对危险化学品储存的安全，危险化学品的储存场所、储存安排、储存限量、储存管理和具体做法等都必须符合国家标准要求。

⑤安全传送。作业场所之间的化学品一般是通过管道、传送带或铲车等运输设备传送的。用管道传送化学品时，必须保证整个管道系统无跑、冒、滴、漏现象；用传送带传送化学品时，应尽可能采用密封式传送带，以避免粉尘的扩散；用铲车传送化学品时，道路要足够宽，并有清楚的标志，以减少冲撞及溢出的可能性。

⑥安全处理与使用。劳动者在工作中应注意：作业场所要有防护措施，如通风系统、屏蔽等；使用者应具有化学品安全方面的专业知识，接受过专业培训；应能看懂安全标签和安全技术说明书的内容，了解所接触的化学品的特性，选择适当的劳动防护用品，掌握事故应急处置方法和操作注意事项；使用

易燃化学品时，应控制好火源；要定期检查劳动防护用品和其他安全装置的完好性；确保应急装备处于完好、可使用状态。

⑦废弃物处理。生产过程都会产生一定的废弃物，有害废弃物如果处理不当，不仅对劳动者的健康有害，还有可能引发火灾和爆炸。有害废弃物的处理要有操作规程，有关人员应接受适当的培训，所有的废弃物应装在特制的有标签的容器内，并运送到指定的地点进行废弃处理。

⑧接触监测。车间有害物质浓度的监测是评价作业环境质量的重要手段，是用人单位职业卫生管理的一个重要内容。接触监测要有明确的监测目标和对象，在实施过程中要拟定监测方案，结合现场实际和生产的特点，合理运用采样方法，正确选择采样地点，掌握好采样周期，并采用最可靠的分析方法。

⑨医学监督。医学监督包括健康监护、疾病登记和健康评定。健康监护有助于发现劳动者在接触有害因素早期的健康改变和职业危害，通过对既往的疾病登记和定期的健康评定，可对有害因素接触者的健康状况做出评估。

3）技术措施

通过采取合适的技术措施消除或降低工作场所的危害，可有效防止劳动者在作业中遭到有害物质的侵害。主要技术措施包括：选用无毒或低毒的化学物质替代有毒有害化学物质；通过变更工艺或改造设备消除或降低化学物质危害；通过隔离封闭、设置屏障等措施，避免劳动者直接暴露于有害环境中；借助于通风技术，使作业场所空气中的有害气体和蒸气的浓度低于标准规定的限值。

4）其他措施

①培训教育。例如，通过培训教育使劳动者能正确地理解

安全标签和安全技术说明书，了解所使用的化学品的燃爆危害、健康危害和环境危害，掌握必要的应急处理方法和自救互救措施等，从而保证劳动者可以安全使用化学品。

②个体防护与个人卫生。保持作业场所清洁和作业人员良好的卫生习惯是消除和降低化学品危害的一种有效方法。经常清洗作业场所，对废物和溢出物加以适当处置，能有效地预防和控制化学品危害。

30. 物理因素危害及其防治

（1）物理因素概述

物理因素是自然界环境一类因素的总称，其主要特点是以能量的形式存在于工作场所中并作用于人体，通常包括：不良气象条件，如高低温、异常气压等；非电离辐射，如红外辐射、紫外辐射、激光等；噪声、超声波、次声波等；振动，如手传振动、全身振动等；其他，如加速度、失重等。

（2）高温及其危害

1）高温作业的定义

高温作业是指生产劳动过程中湿球黑球温度指数大于等于25摄氏度的作业，是工作场所常见的物理因素危害。由于温室效应的影响，全球气温不断上升、夏季人们经常要面对酷热难耐的天气，高温的影响呈现逐渐加重的趋势。

2）高温作业的类型

按照气象条件的特点，可将高温作业主要分为三个基本类型，分别是高温、强热辐射作业，高温、高湿作业，夏季露天作业。①高温、强热辐射作业的特点是气温高、热辐射强度大，相对湿度较低，形成干热环境，如冶金工业的炼焦、炼铁等。②高温、高湿作业的特点是气温高、湿度大，热辐射强度不大，如印染、缫丝、造纸等工艺。③夏季露天作业指夏季气温较高时，从事室外作业，如农田劳动、建筑、搬运等露天作业，持续时间较长，温度高、强热辐射的工作环境。

3）高温作业对人体的影响

高温作业时，人体会出现一系列生理功能的改变，许多系统功能会受到不同程度的影响。常见的影响有：①体温调节失常。当人体吸收的热量大于散失的热量时，就会引起热量的蓄积使体温升高，严重者引起中暑。②水和盐的代谢紊乱。高温下人体为了维持正常体温，必须通过出汗后汗液蒸发将多余的热量散失掉，大量出汗会导致人体内水和盐的代谢紊乱。③循环系统病症。在高温作业状态下，循环系统处于高度应激状态易导致热衰竭。④消化系统病症。高温作业时消化系统血流减少，会引起食欲减退和消化不良，导致胃肠道的疾病增加。⑤神经系统病症。高温作业对中枢神经系统产生抑制作用，造成注意力不集中，影响动作准确性、反应速度慢并导致工作效率降低。⑥热习服。又称为热适应，是指对高温环境不适应的人反复暴露于高温环境或工作一段时间后其对热的耐受性会有一定程度提高。

（3）低温及其危害

低温作业是指生产劳动过程中，工作地点平均气温小于等于 5 摄氏度的作业。如在寒冷季节从事无采暖作业，或在冷藏设备的低温条件下以及在极地的作业等。

1）低温的接触机会

当劳动者冬季在寒冷地区或极地从事如建筑、装卸、地质勘探等露天作业，以及在冷库和地窖等人工低温环境中工作时，均会接触低温条件。除此之外，在暴风雪中迷途、船舶遇难等意外事故，在寒冷天气中的战争或训练，以及在人工冷却剂的储存、运输和使用过程中发生意外，也会受到低温的危害。

2）低温对人体的影响

在低温环境中，人体散热加快，引起身体各系统一系列生理变化，可以造成局部性或全身性损伤，如冻伤或冻僵，甚至引起死亡。主要的影响有：①体温调节障碍。低温环境使人体深部体温下降，从而引起一系列保护性或代偿性的生理反应，如颤抖、人体表面血管收缩等。②中枢神经系统变化。若人体温降至 32.2~35 摄氏度，可出现健忘、口吃和空间定向障碍等症状。低温可减慢反应速度和降低操作灵活性，容易引起生产事故。③心血管系统变化。初期表现为心率加快、心排出量增加；后期则表现为心率减慢，心排出量减少。体温过低会影响心肌的传导系统。④体温过低。一般将中心体温 35 摄氏度或以下称为体温过低，会出现一系列临床症状和体征，如血压降低、寒战停止、脉搏减少、瞳孔对光反应消失等，甚至出现肺水肿、心室纤颤和死亡。

（4）异常气压及其危害

在某些情况下，由于工作场所的气压与正常气压相差较大，如不注意防护，可引发劳动者严重的健康损害，甚至死亡。

1）高气压

①高气压的接触机会。如潜水作业、潜涵作业以及临床上的加压治疗舱和气象学上高气压科学研究舱的作业等。

②高气压对人体的影响。在高气压下，空气各成分的分压都相应升高，溶解于人体内的各气体含量也相应增加。血液中的氮含量过高，会表现出氮的麻醉作用，如酒醉样表现、意识模糊、产生幻觉等症状，对心血管运动中枢可以产生刺激作用，如血压升高、血流速度加快等。加压过程中，外耳道所受压力较大，会产生内耳充塞感、耳鸣和头晕等症状，甚至导致鼓膜破裂。

2）低气压

一般情况下，将海拔在 3 000 米以上的地区，称为高原地区。高原地区属于低气压环境，海拔越高，氧分压越低，越易引起人体缺氧。

①低气压对人体的影响。低气压对健康的影响与海拔上升的速度、到达的高度和个体易感性等因素有关。高原地区呈低气压状态，易产生缺氧。初期表现为肺通气量、心率增加，部分人表现为血压升高；适应后表现为心搏量增加，少部分人则表现为肺动脉高压，且随海拔升高而增高，严重者可导致右心室肥大。

②高原病。职业性高原病是指在高海拔、低氧环境下从事职业活动所致的一类疾病，低气压性缺氧是该病的主要病因。按发病时间可将高原病分为急性高原病和慢性高原病两种类型。

(5) 噪声及其危害

噪声普遍存在于各种职业环境中，在许多生产劳动过程中都有可能接触，影响范围很广。长期接触一定强度的噪声，会对人体产生不良影响，引起相关疾病。

1) 基本概念

若要了解职业卫生领域噪声的性质及其对人体的影响，必须明确声音、噪声和生产性噪声的定义与区别。声音是指物体振动后，振动能在弹性介质中以波的形式向外传播，传到人耳后引起的音响感觉。噪声是声音的一种，具有声音的物理特性，从职业卫生的角度来看，凡是使人感到厌烦或不需要的声音均可称为噪声。生产性噪声是特指生产过程中产生的声音，其频率和强度没有规律，听起来使人感到厌烦，又可称为工业噪声。

2) 噪声对人体的影响

经有关研究表明，噪声对人体的影响是全身性的，除了对听觉系统功能产生影响外，也可对非听觉系统功能产生影响。

①听觉系统功能的影响。噪声对听觉系统功能的影响主要表现在听觉敏感度下降、语言接受和信号辨别能力差，严重时导致噪声聋。职业性噪声聋是指长期接触工业噪声引起内耳毛细胞病变导致听力损失，特点为感音性耳聋。

②非听觉系统功能的影响。噪声对非听觉系统功能的影响主要表现在：对于神经系统，会引起神经衰弱综合征、记忆力减退等；对于心血管系统，可能导致心率、心电图以及血压的异常；对于内分泌及免疫系统，可导致肾上腺皮质功能减弱；对于消化系统及代谢功能，可出现胃肠功能紊乱、食欲差、胃

液分泌减少等变化；对于生殖系统，易导致女性有月经不调现象。

（6）振动及其危害

振动是指质点或物体在外力作用下，沿直线或弧线围绕平衡位置作往复运动或旋转运动。由生产和工作设备产生的振动称为生产性振动。在生产劳动过程中，振动也是常见的职业病危害因素，在一定条件下长期接触生产性振动对人体健康可产生不良影响。

1）生产性振动的来源

在工作场所中产生振动的原因主要是不平衡物体的转动，旋转物体的扭动、弯曲，活塞运动等。常见的振动源有锻造机、切断机等产生振动的机械，运输工具如内燃机车、船舶，农业机械如收割机、脱粒机等。职业接触较多、危害较大的生产性振动多来自风动工具、电动工具、高速旋转机械等振动性工具。

2）振动的分类与接触机会

根据振动作用于人体的部位和传导方式，可将生产性振动划分为手传振动和全身振动：手传振动是指手部接触振动工具、机械或加工部件，振动通过手臂传导至全身；全身振动是指工作地点或座椅的振动，人体足部或臀部接触振动后，通过下肢或躯干传导至全身。

3）振动对人体的影响

①手传振动的不良影响。长期接触过量的手传振动，表现为手掌多汗、手部感觉障碍、皮肤温度降低，严重的情况下造成振动性白指。振幅大、冲击力强的振动，往往引起骨、关节

的病变，也可引起手部肌肉萎缩，出现掌筋膜挛缩病。

②全身振动的不良影响。强烈的全身振动可引起机体不适，甚至难以忍受，大强度的振动可引起内脏位移甚至造成机械性损伤。在全身振动的作用下，人体常见的症状是血压升高、脉搏增快、心肌局部缺血，还可出现胃酸分泌减少、胃肠蠕动减慢，使胃肠道和腹内压力增高。

4）手臂振动病

手臂振动病是指长期从事接触手传振动作业而引起的以手部末梢循环和手臂神经功能障碍为主的疾病，可引起手臂骨、关节、肌肉损伤。在我国，手臂振动病的发病地区和工种分布广泛，多见于凿岩工、油锯工、砂轮磨光工等。

(7) 非电离辐射及其危害

1）红外辐射

红外辐射即红外线，又被称为热射线，是指波长为 0.78 微米~1.0 毫米的电磁波。物体温度越高，辐射强度越大，近红外线成分越多。

①接触机会。在生产环境中的红外辐射源包括熔炉、熔融态物质、强红外光源以及加热设备等，职业性损伤多发生于使用弧光灯、电焊、氧乙炔焊的操作工。

②对人体的影响。红外线对人体的影响部位主要是皮肤和眼睛。较大强度短时间照射红外线，皮肤局部温度升高、血管扩张，出现红斑反应，停止照射后红斑消失；反复照射，局部皮肤可出现色素沉着；过量照射后，除发生皮肤急性灼伤外，还可加热血液及机体深部组织；长期暴露于低能量红外线下，可致眼睛的慢性损伤，常表现为慢性充血性睑缘炎；短波红外

线能对角膜造成热损伤，伤及虹膜并形成白内障。

2）紫外辐射

太阳是紫外线的最大天然辐射源，辐射中适量的紫外线对人体健康起积极作用，如产生人体必需的维生素 D_3。过强的紫外线辐射则对人体有害。

①接触机会。凡物体温度达 1 200 摄氏度以上时，辐射光谱中即可出现紫外线。随着温度升高，紫外线的波长变短，强度增大。因此，接触探照灯、水银石英灯、高炉、平炉等冶炼炉，进行电焊、气焊、电炉炼钢、乙炔气焊及电焊的工种以及紫外线消毒工作的劳动者可能会受到紫外线的过度照射。

②对人体的影响。紫外线对人体的影响部位主要是皮肤和眼睛。受强烈紫外线辐射可引起皮炎，表现为红斑，有时伴有水疱和水肿，停止照射后可消退但伴有皮肤的色素沉着，严重的可引起皮肤灼伤。长期暴露于紫外线中，可引起皮肤皱缩和老化，更严重的可诱发皮肤癌。波长为 250～320 纳米的紫外线，可被角膜和结膜上皮组织大量吸收，引起急性角膜炎、结膜炎，被称为电光性眼炎，多见于电焊工。在阳光照射的冰雪环境下作业时，会受到大量反射的紫外线照射，引起急性角膜、结膜损伤，俗称雪盲症。

3）激光

激光是粒子受激辐射所发出的光放大，是一种人造的、特殊类型的非电离辐射，具有高亮度、方向性和相干性好等特性，在工业、农业、国防、医疗和科学研究中均得以广泛应用。

①接触机会。激光的用途包括：工业上的激光打孔、切割等；军事和航空航天事业上的激光雷达、激光通信等；医学上

用于眼科、皮肤科、肿瘤科等多种疾病的治疗；在生命科学、核物理学等领域，也都有广泛应用。

②对人体的影响。激光主要会对眼睛、皮肤以及神经系统造成伤害。激光对眼睛的影响主要是：可见光与近红外波段激光主要伤害视网膜；紫外与远红外波段激光主要损伤角膜，表现为急性角膜炎和结膜炎，也会影响晶状体引起白内障。激光对皮肤的损伤，主要由热效应所致，轻度损伤表现为红斑和色素沉着，随着照射量的增加，可出现水疱、皮肤褪色、焦化和溃疡形成。另外，长期接触激光的作业人员大多会出现不同程度的头晕、恶心、耳鸣、心悸、注意力不集中等症状。

31. 物理因素危害预防控制

（1）高温危害预防措施

按照高温作业职业接触限值的要求，采取综合防暑降温措施是预防与控制高温所致疾病与热损伤的必要途径。

1）技术措施

改进生产设备和操作方法是预防高温危害的首选根本措施，例如实现轧钢、铸造、搪瓷生产等自动化，可使劳动者远离热源，减轻高温伤害和劳动强度。隔热也是防止热辐射的重要措施，可以采用各种导热系数小的材料进行隔热。除此之外，根据实际情况选择适宜的通风方式，可有效带走热量而改善环境。

2）卫生保健措施

①供给饮料和补充营养。高温作业劳动者应补充与出汗量相当的水分和盐分。另外，高温作业人员膳食中应增加蛋白质摄入量并注意补充维生素和钙等营养物质。

②对高温作业劳动者应进行就业前和入夏前体检。凡有心血管、呼吸、中枢神经、消化和内分泌等系统的器质性疾病、过敏性皮肤疾病患者、重病后恢复期及体弱者，均不宜从事高温作业。

3）个体防护

高温作业劳动者的工作服，应以耐热、导热系数小而透气性能好的织物为主，可选穿白色帆布或铝箔制的工作服。此外，根据不同需求，可供给劳动者工作帽、防护眼镜、面罩、手套、鞋盖、护腿等个人防护用品。

4）组织措施

用人单位要加强管理，严格遵守高温作业职业卫生标准和有关规定，做好防暑降温工作。必要时可适当调整夏季高温作业的劳动和作息制度。

（2）低温危害预防措施

1）做好防寒保暖工作

应按照有关规定，提供采暖设备，使作业场所保持合适的温度。

2）注意个人防护

应注意手、足和头部的防寒，防护服要具有导热系数低、吸湿和透气性强的特性。在潮湿环境下工作，应提供橡胶工作服、围裙、长靴等个人防护用品。

3）增强耐寒体质

人体皮肤在长期或反复寒冷中适应性锻炼后，表皮会增厚，御寒能力增强。此外，应适当增加富含脂肪、蛋白质和维生素的饮食。

（3）异常气压危害预防措施

1）高气压危害预防措施

高气压危害的预防措施主要包括以下几方面：①进行技术革新。如建桥墩时，可采用管柱钻孔法代替沉箱作业，使劳动者可在水面上工作。②遵守安全操作规程。暴露在高气压环境下，须遵照安全减压时间表，逐步返回到正常气压状态。③注意卫生保健措施。如工作前要注意防止过度劳累，严禁饮酒，加强营养摄入，就业后每年应做 1 次体检，并持续到停止高气压作业后的 3 年为止。④注意职业禁忌证。患有相关职业禁忌证的劳动者，以及年龄超过 50 岁、患各种传染病且未愈、过敏体质等劳动者不宜从事接触高气压的工作。

2）低气压危害预防措施

低气压危害的预防措施主要包括以下几方面：①控制登高速度与高度，为防止或减少高原病的发生，以每日平均登高小于 1 000 米为宜。目前认为，5 000 米高度是人体进行正常生活和工作的安全限度。②通过适应性锻炼，可以得到逐步提高低气压适应能力的速度和程度。对初入高原者，应适当减少体力劳动，以后视适应能力的具体情况，再逐渐增加劳动量。③注意保健措施，低气压环境工作的劳动者饮食中应含有足够的热量和合理的营养，应注意保暖，预防急性呼吸道感染等。④进入高原地区的人员需要进行职业健康体检，凡患有明显的心、肺、肝、肾等疾病，以及高血压Ⅱ期、严重贫血者，均不宜进入高原地区。

（4）噪声危害预防措施

1）控制噪声源

根据具体情况采取技术措施，控制或消除噪声源，是从根本上解决噪声危害的一种方法。可采用无声或低噪声设备代替发出强噪声的设备，设法提高机器制造精度、减少振动，也可以明显降低机器运行时的噪声强度。此外，在进行工作场所设计时，将噪声强度不同的机器分开放置，可有效减少噪声危害。

2）控制噪声的传播

在噪声传播过程中，应用吸声和消声技术，可以获得较好危害预防效果。还可以利用隔声室、隔声罩等，将声源或需要安静的场所封闭在一个独立的空间中。

3）制定职业接触限值

尽管噪声对人体产生不良影响，但在生产中要想将其完全消除，既不经济也不可能。因此根据有关标准，噪声职业接触限值为每周工作 5 天，每天工作 8 小时，稳态噪声限值为 85 分贝，非稳态噪声等效声级的限值为 85 分贝；不足 5 天的，需计算 40 小时等效声级，限值为 85 分贝。

4）个体防护

当工作场所的噪声强度暂时不能得到有效控制，且不得不在高噪声环境下工作时，佩戴个人防护用品是保护听觉系统的一项有效的防护措施。最常用的防噪声个体防护用品是耳塞，此外，还有耳罩、帽盔等。

5）职业健康监护

应定期对接触噪声的劳动者进行健康检查，特别是听力检查，观察其听力变化情况，以便早期发现听力损伤，及时采取有效的防护措施。噪声环境下作业的劳动者应定期进行健康体检，发现有高频听力下降者，应及时采取防护措施或调离工作环境。

6）合理安排劳动和休息

对从事接触噪声作业的劳动者可适当安排工间休息，休息时应脱离噪声环境，使其听觉疲劳得以恢复，并经常检测工作场所的噪声强度，监督检查预防措施的执行情况及效果。

（5）振动危害预防措施

1）控制振动源

改革生产工艺过程，采取技术革新，通过减振、隔振等措施，减轻或消除振动源的振动，是预防振动职业危害的根本措施。例如，采用减压、黏接等新工艺代替风动工具铆接工艺；采用水力清砂、化学清砂等工艺代替风铲清砂等。

2）限制作业时间和振动强度

振动职业卫生标准是进行卫生监督的依据。通过研制和实施振动作业的职业卫生标准，限制接触振动的强度和时间，可有效地保护劳动者的健康，是预防振动危害的重要措施。

3）改善作业环境

加强作业过程或作业环境中的防寒、保暖措施，特别是在北方寒冷季节的室外作业，需要穿戴防寒和保暖衣物。振动工具的手柄温度如能保持在 40 摄氏度，对预防振动性白指的发生具有较好的效果。

4）个人防护

合理配置和使用个人防护用品，如防振手套、减振座椅等可以减轻振动的危害。

5）加强健康监护和日常卫生保健

依法对振动作业劳动者进行就业前和定期健康检查，实施三级预防，早期发现、及时处理患病个体；加强健康管理和宣传教育，提高劳动者健康意识；定期监测振动工具的振动强度，结合职业卫生标准，合理安排作业时间。

（6）非电离辐射危害预防措施

1）红外辐射危害预防措施

反射性铝制遮盖物和铝箔衣服可减少红外线的暴露量，严禁裸眼观看强光源，操作时应佩戴能有效过滤红外线的防护眼镜。

2）紫外辐射危害预防措施

紫外辐射防护措施以屏蔽以及增加作业点与辐射源的距离为原则。电焊工及其辅助工种必须佩戴专业的防护用具，非电焊工禁止进入电焊操作区。

3）激光危害预防措施

对激光的防护措施包括安全教育、激光器防护、改善工作环境和个体防护三个方面，具体内容包括：①进行安全教育。所有从事激光作业的人员，必须先接受激光危害及安全防护的教育。②对激光器采取防护。凡激光束可能泄漏的部位，应设置防激光封闭罩。必须安装激光开启与光束停止的连锁装置。③改善工作环境。工作室围护结构应用吸光材料制成，色调宜暗。工作区采光宜充足，室内不得有反射、折射光束的用具和物件。④配置个人防护用品。防护服的颜色宜略深以减少反光。防护眼镜在使用前必须经专业人员鉴定，并定期测试。

32. 生物因素危害及其防护

(1) 生物因素概述

生产原料和生产环境中存在的对职业人群健康有害的致病微生物、寄生虫、昆虫等以及其所产生的生物活性物质统称为生物因素。例如，附着于动物皮毛上的炭疽芽孢杆菌、布鲁氏杆菌、森林脑炎病毒、滋生于霉变蔗渣和草尘上的真菌或真菌孢子等致病微生物及其毒性产物等。生物因素对职业人群的健康损害，除引起职业性传染病，如炭疽、布鲁氏菌病、森林脑炎等外，也是构成哮喘、过敏性肺炎和职业性皮肤病等职业病的重要致病因素。

(2) 常见生物因素及其危害

1）炭疽芽孢杆菌

炭疽是一种人畜共患的急性传染病，炭疽芽孢杆菌是炭疽的病原菌。

①致病性。炭疽芽孢杆菌的荚膜和毒素是其两种主要的致病物质。炭疽芽孢杆菌可产生强毒性的炭疽毒素。炭疽毒素主要损害微血管内皮细胞，增强血管壁的通透性，增强血液的黏滞性，从而导致弥散性血管内凝血，造成休克。

②接触机会。炭疽芽孢杆菌主要寄生于牛、马、羊、骆驼等食草动物体内外，因此从事畜牧业、兽医、屠宰牲畜、检

疫、毛纺及皮革加工等职业人群接触炭疽芽孢杆菌的机会较多。炭疽芽孢杆菌可经皮肤、呼吸道和消化道侵入人体。

2）布鲁氏杆菌

①致病性。布鲁氏杆菌产生的内毒素是重要致病物质。布鲁氏杆菌能在宿主细胞内繁殖成为胞内寄生菌，并在淋巴结繁殖形成感染灶。当布鲁氏菌在淋巴结中繁殖达到一定数量后即可突破淋巴结进入血液，引起伴随发热的菌血症，同时随血液侵入肝、脾、骨髓、淋巴结等组织器官，并生长繁殖形成新的感染灶。

②接触机会。牧民、饲养员、挤奶工、屠宰工、肉品包装工、卫生检疫员、兽医等职业人群接触机会较多。

3）森林脑炎病毒

①致病性。森林脑炎病毒是一类小型嗜神经病毒。森林脑炎病毒仅存于自然疫病源地，可寄生于啮齿类动物及鸟类等血液中，通过昆虫吸血为媒介传染。侵入人体的病毒数量和人体的免疫功能状态影响森林脑炎是否发病。

②接触机会。从事林业、勘探、捕猎、采药等职业人群，以及驻林区的部队人员、旅游者等均有可能感染森林脑炎病毒而发病。

(3) 生物因素危害防护

1）炭疽芽孢杆菌危害防护

从事皮毛加工、制革以及屠宰等可能接触到炭疽芽孢杆菌的职业应加强以下防护：①发现病畜及时宰杀销毁，应采用焚烧或深埋的方法，不可解剖，对病畜的污染物及排泄物要彻底消毒。②皮毛要严格检疫和消毒，采用环氧乙烷气体消毒效果较好。③加强劳动保护，定期体检。饭后用 2%～3% 来苏溶液洗手，1% 高锰酸钾漱口，人体暴露部位如有伤口，应暂时脱离接触原料毛皮。④隔离炭疽患者，直至其痊愈并且实验室检查正常。

2）布鲁氏杆菌危害防护

从事畜牧行业、卫生检疫等可能接触布鲁氏杆菌的职业应加强以下防护：①给疫区牲畜进行预接种，每年 1 次，连续 3～5 年，发现病畜及时宰杀，病畜肉要进行高温处理；②疫区内从事相关劳动者要加强防护，穿戴防护衣帽、口罩及乳胶手套等；③疫区有关人员应用减毒活菌苗接种，每年 1 次。

3）森林脑炎病毒危害防护

从事林业、勘探等职业人群等可能接触到森林脑炎病毒的职业应加强以下防护：①加强防蜱灭蜱。②在林区工作时，应穿"五紧"（即扎紧两袖口、一领口和两裤脚口）防护服及高筒靴，头戴防虫罩。衣帽可浸邻苯二甲酸二甲酯，每套 200克，有效期 10 天。③病人衣服应进行消毒灭蜱。④进行疫苗接种，每年 3 月前注射森林脑炎病毒疫苗，第一次 2 毫升，第二次 3 毫升，间隔 7～10 天，每年加强 1 针。

33. 放射性及其他因素危害及其防护

（1）放射性因素概述

放射性疾病是由电离辐射照射人体引起的一系列疾病。电离辐射是指能够引起物质电离的各种辐射的总称，是直接使物质电离或通过某些次级辐射使物质电离，继而产生带电或不带电粒子的一类辐射。电离辐射可造成人体发生电离作用，导致机体出现不同类型和程度的损伤，辐射源可能来自自然界的宇宙射线及地壳中的铀、镭、钍等，也可能是人工的。

（2）常见放射性因素及其危害

1）接触机会

人类在生产和生活中都会接触电离辐射，通常情况下，人体接触的主要是当地的自然辐射。生产中电离辐射的接触机会有六方面：①核工业生产中对放射性物质的开采、冶炼、包装、储运和使用等；②放射性物质的生产、加工、包装、储运和使用等环节；③射线发生器的生产和使用，如各种研究或生产用加速器、电离辐射类设备；④医疗单位使用的与放射性物质相关的检查、治疗设备和制品；⑤共生或伴生天然放射性物质的矿物勘探、开采作业，如铅锌矿、稀土矿、钨矿等开采作业以及多种建设开挖作业；⑥其他接触，如生产和生活用品中的自然和人工辐射，含有铀、钍等放射性物质的探测器和仪表，含有放射性物质的建筑、装修材料，辐射发光产品等。

2）电离辐射作用方式

按照辐射源与人体的位置关系，可将电离辐射作用方式分为：外照射，即辐射源位于人体外而形成的对人体的照射；内照射，即超常量放射性物质进入人体内的照射；放射性物质体表沾染，即各种原因造成的放射性物质留存于人体表面；复合照射，即两种或两种以上照射方式同时作用于人体。

(3) 放射性因素危害防护

1) 防护原则

电离辐射危害防护要认真执行三个原则：任何照射必须有正当理由，即实践正当性；辐射危害防护应当实现最优化配置，即防护最优化；遵守个人剂量当量限制规定，即个人剂量限值原则。

2) 防护措施

电离辐射危害防护措施主要包括外照射防护、内照射防护、职业健康监护和监督管理。

①外照射防护。主要是减少和消除外源性照射对人体的影响，防护措施主要包括：设置屏蔽防护，增加放射源和工作人员的距离，尽可能减少作业或接触时间等。

②内照射防护。主要是防止放射性物质经各种途径进入人体，同时要有效控制放射性物质向空气、水体、土壤的逸散，相关防护措施主要涉及工程技术措施、个人防护措施和管理措施。

③职业健康监护。按照有关规范的要求，定期规范劳动者的职业健康检查，分析、评价劳动者健康状况，建立职业健康监护档案并进行规范管理，为分析、评价和改善劳动者健康状况创造条件。

④监督管理。严格按照有关法律、法规、规范、标准等，对涉及放射性作业的物料、机构、人员、设备、环境等进行规范管理，并不断提高监督管理水平，严格控制涉及放射性危害的各环节，预防放射性职业病的发生。

（4）其他因素危害及其防护

根据我国有关标准，其他职业病危害因素共三种，分别是金属烟、井下不良作业条件、刮研作业，导致的职业病有金属烟热，井下作业所致滑囊炎，股静脉血栓综合征、股动脉闭塞症或淋巴管闭塞症（限于刮研作业人员）。

金属烟热为急性职业病，由吸入金属屑加热过程释放出的大量新生成的金属屑或其氧化物粒子所引起，临床表现为流感样发热，有发冷、发热以及呼吸系统症状，以典型性体温升高和白细胞数量增多等为主要症状的全身性疾病。

滑囊炎是指井下工人在特殊的劳动条件下，致使滑囊急性外伤或长期摩擦、受压等机械因素所引起的无菌性炎症改变。

刮研作业是利用刮刀、基准表面、测量工具和显示剂，以手工操作的方式，边沿点和边测量边刮研加工，使工件达到工艺规定的尺寸、几何形状、表面粗糙度和密合性等要求的一项精加工工序。手工刮研作业人员由于长时间不良体位，相关部位受压迫易引起股静脉血栓综合征、股动脉闭塞症或淋巴管闭塞症。

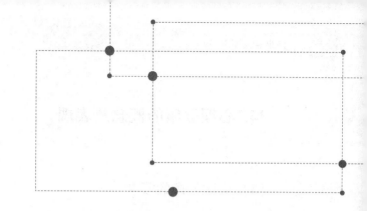

第6章

职业心理卫生

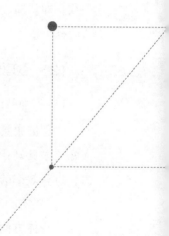

34. 心理健康的概念及表现

(1) 心理健康的概念

第三届国际心理卫生大会对心理健康进行了定义：心理健康是指在身体、智能以及情感上与他人的心理健康不相矛盾的范围内，将个人心境发展成最佳状态。

一般而言，心理健康是相对于生理健康而言的。从广义上讲，心理健康是指一种高效而满意的持续的心理状态。从狭义上讲，心理健康是指人的基本心理活动的过程内容完整、协调一致，即认知、情绪、意志、行为、人格完整协调，且能充分适应社会。

(2) 心理健康的表现与影响因素

1）心理健康的表现

心理健康具体表现在：身体、情绪十分协调；适应环境，人际关系良好；享有幸福感；在生活中，能充分发挥自己的能力，过有效率的生活。

2）影响心理健康的因素

①身体方面的因素，如先天脑发育不全等。

②心理（意识）方面的因素，如人的认知模式等。

③行为方面的因素，人行为会得到来自外界环境和内心的评价进而影响人的心理健康。

④环境方面的因素，如自然环境、社会环境等。

35. 主要心理健康问题及表现

（1）心理冲突

心理冲突是指两种互相对立的情感或欲望同时并存于一个人的心里，当事人既不能放弃其中之一，又无法将二者协调统一起来。

1）心理冲突常见的分类及表现

心理冲突一般被分类为双趋冲突、趋避冲突、双避冲突和多重趋避冲突四种。

①双趋冲突是指当两种或两种以上的目标同时吸引着人们，但只能选择其中一种时，通常会出现心理状况，因此在一方面获得成就的同时往往会在另一方面感到心有余而力不足。

②趋避冲突是指同一目标对人们既有吸引力又有排斥力，在抉择过程中产生的心理冲突。

③双避冲突是指两种或两种以上的目标都是人们力图回避的，但又只能回避其中一种，由此而产生的心理冲突。

④多重趋避冲突是指当人们面对两个或两个以上的目标，而每个目标又分别具有吸引和排斥两方面的作用，必须进行多重的选择时所产生的心理冲突。

2）心理冲突的表现特点

心理冲突常常表现为人们在处理生活工作问题时事无巨细，总是左右为难。

（2）心理障碍

心理障碍是指由于某种原因致使心理功能不能正常发挥作用，从而影响了正常的生活、工作和学习的状态。

1）心理障碍常见的分类及表现

①适应性障碍。主要是由于环境的原因造成的心理和行为失调，表现为不能正常地发挥自己的能力。

②焦虑性障碍。焦虑是一种不明原因的害怕，是不能达到目标和不能克服障碍时表现的紧张不安、心烦意乱。

③抑郁性障碍。主要表现是情绪持续低落，悲观厌世，心理功能下降，自我评价降低，不愿与人交往，总感到"活着没有意思"。

④强迫性障碍。主要表现为做事反复思考，自知不该做的事仍反复做，因而感到紧张、痛苦。强迫症状几乎每个人都曾出现过，但只要不成为他们的精神负担，就不应算作强迫性障碍。

2）心理障碍的表现特点及影响

①不协调性。一般表现为心理活动的外在表现与生理年龄的不相称性，如成人呈幼稚状态等。

②损害较大。心理障碍对个体的社会功能影响较大，它可能使当事人不能按常人的标准完成某项或某几项社会功能，如社交恐惧。

③自我调整无效。此状态者大部分不能通过自我的调整和非专业人员的帮助而从根本上解决问题，需要向专业的心理医师或专家寻求帮助。

36. 职业心理健康

(1) 职业心理健康的概念

提到职业心理健康，就不得不提与其相似的一个概念——职业健康心理学。这是一个运用心理学的理论原则和研究方法，探讨创造安全健康的职业环境以及提升劳动者的工作品质的综合性学科。它解决了长期以来存在的用人单位的职业疾病与工作安全问题，为促进劳动者和工作环境的健康成长做出了积极的贡献。

一般认为，职业心理健康是指在特定的工作环境，固定的人和事的结构以及一定的劳动强度下，在遭遇巨大工作压力或者工作过程中的挫折、苦闷等能够及时较好地调整心理状态，以社会认可的行为方式消除不良情绪，避免影响工作效率，达到身心状态的稳定和谐。

(2) 职业心理健康的特点

劳动者职业心理健康具有以下特点：

1）先天性

职业心理健康先天存在个体差异，例如智力等先天因素在心理健康中作为主导因素所产生的影响。

2）多样性

人们认知世界和解决问题的方法各异，因而产生职业差异，如劳动者的智商、年龄、成长环境等。

3）隐秘性

劳动者的职业心理健康问题多具有隐秘性，例如劳动者在工作中因过重的考核机制不满或者部分女性在遇到职业性骚扰时，往往难以启齿。

37. 职业心理健康问题

（1）职业心理健康问题的分类

常见的职业心理健康问题主要有情绪障碍、自我认知障碍、行为适应障碍、人际关系障碍、职业倦怠、职业压力等。

1）情绪障碍

劳动者因个人及其在所从事工作中的职业因素造成的，明显偏离正常的情绪健康标准范围，但尚未达到心理疾病程度的情绪情感状态。

2）自我认知障碍

劳动者在工作中对自己的认知、评价和期望缺乏清晰的认识，对自身的个性、价值、潜能等产生疑问，对自己的职业各个方面都缺乏认知，即职业认知障碍。

3）行为适应障碍

劳动者在工作中不能维持一种良好而有效的工作和生活状态，在与工作环境相互作用过程中不能构建良好的心理机制，也不能在个体与环境之间形成和谐与协调的关系。

4）人际关系障碍

劳动者在工作和生活中与同事、领导等相关人员之间的关系和交往出现问题，主要包括人际相处障碍和人际交往障碍。

5）职业倦怠

一种容易在助人行业中出现的情绪耗竭的症状。

6）职业压力

由于职业环境对劳动者的要求和个体特征对环境的适应相互作用引起的个体紧张或者焦虑反应。

（2）职业心理健康问题表现

职业心理健康问题按照上文职业心理健康问题的类别主要有六种表现形式。

1）情绪障碍的表现

激越的情绪异常如情绪高涨、焦虑、情感爆发等；低弱的情绪异常如情绪低落、情绪衰退等；情绪错乱如情感倒错、情绪矛盾等。

2）自我认知障碍的表现

自卑、自负、盲目、懒惰和以自我为中心等，自我认知障碍属于精神障碍的一种。

3）行为适应障碍的表现

睡眠障碍、某类行为成瘾、冲动行为等。这是一种在明显的生活改变或环境变化时所产生的短期和轻度的烦恼状态和情绪失调。

4）人际关系障碍的表现

主要体现为人际相处障碍和人际交往障碍。

人际相处障碍指劳动者在工作中难以与工作相关人员和谐共处，较多地体验到负面情绪，明显影响人际双方正常工作和生活的一类现象。

人际交往障碍指劳动者在工作中无法按照自己的意愿与别人进行必要的交流与沟通，个体为此感到苦恼，明显影响个体正常生活的一类现象。

5）职业倦怠的表现

情绪衰竭、去人格化、低成就感等，是一种个体在工作重压下产生的身心疲劳与耗竭的状态。

6）职业压力的表现

心理上易出现沮丧、不满、易怒、抑郁、紧张、焦虑等现象，生理上易出现头痛、疲劳、溃疡、消化不良、便秘等症状，行为上也会出现饮食过度或厌食、抽烟喝酒量增加、出现攻击行为、人际关系紧张等现象。

（3）影响职业心理健康的主要因素

影响劳动者职业心理健康的主要因素包括环境因素、组织因素以及个人因素三个方面。

1）环境因素

主要包括社会大环境和工作的环境。我国社会经济各方面都发生了巨大的变化，社会环境日新月异，各行各业的劳动者都面临着巨大的生活和工作压力。而工作环境对于劳动者就像他们的家，无疑对其心理健康也会造成一定的影响。

2）组织因素

主要是指劳动者所在的单位组织中的多种职业相关因素，包括单位制度、任务安排、工作性质、人际关系等，这些因素都在一定程度上影响着他们的心理健康。

3）个人因素

个人因素无疑是影响劳动者心理健康最重要的方面。劳动者作为职业心理健康的主体，其自身的个人性格、自我认知、职业技能等方面都对心理健康有着非常重要的影响。而且，劳动者的生理健康会影响到心理健康，一般生理上出现问题的人员在心理上也会造成不良影响。

38. 心理健康评估

（1） 心理健康评估的原则

心理健康评估是指运用心理评估技术对人的心理特征和行为表现进行评估，将所获信息加以整合，对评估对象形成一个评价、建议或分类诊断，其实质是一个决策过程。在进行心理健康评估时应秉持以下原则：

1）客观性原则

所谓客观性原则，是指进行心理健康评估时必须依据客观事实，准确可靠，不加评估者的主观成见的评价，更不能主观演绎生造。

2）全面性原则

心理健康的评估应当是全面的而不是片面的。人的心理是一个整合的系统，心理健康评估应当全面考察人的心理和行为，而不应该有所欠缺。

3）相对性原则

心理健康与心理疾病是人类精神生活的两个极端，大多数人实际上都位于这两个极端之间的某一个位置。

4）发展性原则

随着时代的发展和社会的变迁，心理健康的标准也随之发生改变。即使是同一个人，在发展的不同时期所反映的心理特点也是不同的。

5）定量与定性相结合的原则

考察心理健康状况时，应该采取多样化的手段去获取与当事人身心发展相关的各种信息，以获得全面的、整体的、综合的评价。

6）他评与自评相结合的原则

在心理健康评估中，应将当事人的自我评估和对他人评估结合起来，对基本正常的人群而言，应该通过相互讨论来进行评估。

7）评估与帮助相结合的原则

心理健康评估结论得出以后，心理卫生工作者应根据当事人的具体情况，主动地对其进行辅导、咨询或治疗。

8）保密性原则

对个人心理健康评估资料必须严格保密，只要是当事人不愿意公开或不利于当事人心理健康发展的内容都必须严格保密。

（2）心理健康评估的内容指标

1）智力

正常的智力是人们最基本的心理条件之一。

2）情绪

健康的情绪表现为：一是积极的情绪多于消极的情绪；二是能够正确表达和调节控制自己的情绪。

3）行为

行为正常意味着意志和行为是统一协调的，行为反应的强度与引起反应的内外刺激强度应相一致。

4）人格

心理健康的人，其人格发展是完整、统一、健全的，"知、情、意、行"能协调与整合，其所表现出来的心理特点与年龄和性别应相符。

5）自信心

自信心是心理健康的核心支柱，真正的自信心有赖于正确评价自己的能力。

6）成就感

心理健康的人能意识到自身存在的价值，努力去获得成功，并且体验到成功的满足和喜悦。

7）社会交往状况

正常的社会交往，是符合人情事理的人际交往，可以增强人的生活情趣，增进社会适应能力，在生活事件发生时，能及时获得社会支持。

8）心理活动的强度

对同样一种精神刺激，不同人表现不同，心理活动强度高的人，抗精神压力的能力强，属于心理健康水平较高的一类。

9）心理耐压力

有些精神压力不是突然而来，它们长久地伴随着人的工作与生活，如慢性疾病、家境贫困。心理耐压力好的人能在这种逆境中成长。

10）心理活动自控能力

人们对情绪、情感和思维活动，对言行举止都具有自我控制能力。一个心理比较健康的人，自控力是较强的。

（3）心理健康评估的方法

心理健康评估在心理学的几乎所有领域都有应用，针对不同人群，采用相适应的心理健康评估方法对心理健康评估是至关重要的。常见的心理健康评估方法有以下几种：

1）观察评估

通过对被评估者的行为表现进行直接或间接的观察或观测，从而进行心理健康评估的一种方法。其优点在于真实和客观，缺点是只能得到外显行为，不易重复。

2）测验评估

测验评估主要包括心理测验和评定量表，是指以数据为依据对测定的心理活动作相对的定量分析，获得较高可信度的量化记录，将观察结果以数量化方式记录、评价和解释的一种方法。

3）会谈评估

通过面对面的语言交流对被评估者进行心理健康评估，也是心理健康评估中最常用的一种基本方法。在一些会谈评估中，评估者与被评估者总是有一个持续性来回的对话，另一些会谈评估中，被评估者一直叙述，评估者是一个积极的倾听者，用言语和非言语线索表达对被评估者话题的兴趣。

4）行为评估

行为评估由行为心理学演化而来，指对行为的系统测量。行为评估把测验结果看成是在特定情境中出现的行为的抽样，是一种重视客观记录和描述问题行为的临床评估方式，也常用于心理学行为研究中。

5）环境评估

环境评估也称为生态评估，是指在对心理功能进行评估时，将环境因素如社会文化考虑进去，它将评估的视野从个体扩展到处于社会环境下的人，关注社会文化力量在心理功能中所起的作用。

39. 心理健康干预

（1）减轻压力与焦虑

压力是生活中永恒的主题，压力是无法从根源上消除的，但是焦虑作为压力的副产品，是人们在遇到压力时产生不适感的本质原因，是可以合理应对的。简单来说，焦虑就是一切负面情绪汇合之后所产生的恐惧，是一切担忧、烦恼、不安状态的总称。事实上，压力正是通过转化成焦虑才作用在人们身上，常见的减轻压力与焦虑的措施有正确认识压力与焦虑，增强自信心，获得社会支持，运动健身等。

（2）保持健康情绪

情绪是一种以个体的需要为中介的心理活动，是人对客观事物能否满足自己需要的一种态度体验。每个人的情绪波动都是不可避免的，只要乐观积极的情绪占据主流，就是健康的情绪。不同性质、强度的情绪以一定的方式组合起来，在一段时间内形成影响人的整个身心活动的主导情绪，这就是情绪状态。常见的保持健康情绪的措施有合理宣泄不良情绪，改善自我，转移注意力，放松自我等。

(3) 塑造健康人格

健康人格是指各种良好人格特征在个体身上的集中体现，此时，人格的各个方面都能得到充分、统一、平衡、和谐发展。有一个健全的、健康的人格可以使人做出最适合自己人生的选择，同时，它也关系自身的心理健康。常见的塑造健康人格的措施有正确认识自我人格，提高智慧、丰富知识，融入集体，保持乐观的人生态度等。

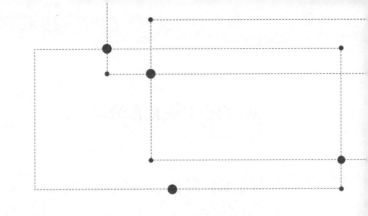

第 7 章

职业卫生文化

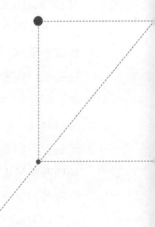

40. 职业卫生教育培训

（1） 总体要求

用人单位加强劳动者的职业卫生教育培训，提高其对作业过程中职业病危害因素的辨识、预防、控制和应急处置能力，是有效预防、控制和减少各类职业病及其危害的重要措施。

根据《职业病防治法》以及相关标准的规定，用人单位是职业卫生教育培训的责任主体；应当建立职业卫生教育培训制度，保障职业卫生教育培训所需的资金投入，将职业卫生教育培训费用在生产成本中据实列支；要把职业卫生教育培训纳入本单位职业病防治计划、年度工作计划和目标责任体系中，根据本单位实际情况合理制定实施方案，落实责任人员；要建立健全培训考核制度，严格考核管理，严禁形式主义和弄虚作假；要建立健全培训档案，真实记录培训内容、培训时间、训练科目及考核情况等内容，并将本单位年度培训计划、单位主要负责人和职业卫生管理人员职业卫生教育培训证明，以及接触职业病危害因素的劳动者、职业病危害因素监测人员的培训情况等，分类进行归档管理。

用人单位应用新工艺、新技术、新材料、新设备，或者劳动者转岗导致接触职业病危害因素变化的，应对劳动者重新进行职业卫生教育培训。用人单位将职业病危害作业整体外包或者使用劳务派遣工从事接触职业病危害作业的，应当将其纳入本单位统一管理，对其进行职业病防治知识、防护技能及岗位操作规程培训。

总之，用人单位的职业卫生教育培训对象主要包括主要负责人、职业卫生管理人员、新职工、在岗职工和转岗职工。用人单位主要负责人及职业卫生管理人员负责本单位的职业卫生教育培训组织实施工作。

（2）具体内容

在《职业病防治法》以及相关规定中对教育培训的内容及要求进行了规定。

1）主要负责人教育培训

用人单位主要负责人应接受职业卫生教育培训，只有具备相应的职业卫生知识和管理能力，才能对本单位的职业病防治工作进行全面统筹、安排。

其内容主要包括：①国家职业病防治方针、政策；②国家和地方职业卫生相关法律法规、规章和标准规范；③职业病危害的预防和控制基本知识；④职业病危害基本防护知识；⑤职业卫生管理相关知识；⑥职业病事故报告、处理相关规定及应急救援知识；⑦国家和地方卫生行政部门规定的其他内容。

用人单位主要负责人职业卫生初次培训不得少于 16 学时，继续教育不得少于 8 学时。

2）职业卫生管理人员培训

用人单位职业卫生管理人员是本单位职业卫生管理工作的主要执行者，要监督本单位职业卫生法律法规的执行情况，对工作场所（地点）中存在的职业病危害因素控制提供技术指导。因此，对职业卫生管理人员的素质要求较高，必须接受职业卫生教育培训，具备相应的职业病防治理论知识和操作技能，才能对本单位的职业卫生管理工作提供技术支持。

用人单位职业卫生管理人员教育培训的内容主要包括：①国家职业病防治方针、政策；②国家和地方职业卫生相关法律法规、规章和标准规范；③职业病危害的预防和控制基本知识；④职业病危害基本防护知识；⑤职业卫生管理相关知识及国内外行业领域先进的职业卫生管理经验；⑥职业病事故统计、报告及调查处理方法；⑦职业病事故应急预案的编制和应急救援知识；⑧国家和地方卫生行政部门规定的其他内容。

用人单位职业卫生管理人员初次培训不得少于 16 学时，继续教育不得少于 8 学时。职业病危害因素监测人员的培训，可以参照职业卫生管理人员的要求执行。

3）新职工岗前职业卫生教育培训

新职工在入职前应进行上岗前职业卫生教育培训，使其了解职业病危害因素的种类、分布、防护措施、导致的危害以及个人职业病防护用品的使用和维护等方面的知识，未经培训或培训不合格者，一律不准上岗。

用人单位新职工职业卫生教育培训的内容主要包括：①国家职业病防治方针、政策；②国家和地方职业卫生相关法律法规、规章和标准规范；③用人单位制定的职业卫生管理制度和岗位操作规程；④作业岗位工艺流程及岗位存在的主要职业病危害因素；⑤岗位职业病防护设施和劳动防护用品的使用与维护；⑥职业病事故应急救援知识；⑦所享有的职业卫生权利和义务。

4）在岗职工定期职业卫生教育培训

定期对在岗职工进行职业卫生教育培训，提高其职业病危害因素辨识能力、防护意识和实际操作技能，自觉遵守职业卫生管理制度和操作规程，抵制违反职业病防治法律法规行为，是用人单位实现职业病防治目标的有力保障，同时也是劳动者职业卫生知情权的体现。

在岗职工职业卫生教育培训的内容主要包括：①国家职业病防治方针、政策；②国家和地方职业卫生相关法律法规、规章和标准规范；③用人单位制定的职业卫生管理制度和岗位操作规程；④工作场所（地点）主要职业病危害因素的辨识；⑤劳动防护用品的使用和维护；⑥职业病事故应急救援知识；⑦国内行业领域典型职业病事故案例；⑧所享有的职业卫生权利和义务。

5）转岗职工职业卫生教育培训

随着工作岗位或工作内容的变更，职工所接触的职业病危害因素也相应地发生变化。因此，应当对转岗职工重新进行上岗前的职业卫生教育培训，使其充分了解和掌握新作业岗位职业病危害因素的种类、分布和个人防护等知识和技能，未经转岗职业卫生知识培训的一律不得安排上岗。

转岗职工职业卫生教育培训的内容主要包括：①用人单位制定的职业卫生管理制度和岗位操作规程；②新作业岗位的生产工艺流程和存在的职业病危害因素；③新作业岗位职业病防护设施和劳动防护用品的使用与维护；④职业病事故应急救援知识。

另外需要特别注意，用人单位主要负责人、职业卫生管理人员和接触职业病危害因素的劳动者三类人员继续教育的周期为一年。用人单位应用新工艺、新技术、新材料、新设备，或者转岗导致职工接触职业病危害因素发生变化时，要对劳动者重新进行职业卫生教育培训，这类教育培训可视作继续教育。

41. 职业病危害告知

(1) 劳动合同职业病危害告知

用人单位作业环境、物料及设备设施产生粉尘、毒物、噪声、高温等职业病危害因素的，应将这些职业病危害因素的种类、理化性质、危害后果、防护措施等方面内容在签订劳动合同时向劳动者如实进行告知。

劳动合同中需要明确的职业病危害告知的内容主要包括：作业过程中可能接触的职业病危害因素的种类、理化性质、危害程度及危害后果；针对岗位可以提供的职业病防护设施和劳动防护用品；工资待遇、岗位津贴和工伤保险待遇。另外格式劳动合同文本内容不完善的，应以合同附件的形式签署职业病危害告知书。

(2) 外包施工职业病危害告知

用人单位发包具有职业病危害的施工项目时，应将工作场所存在的职业病危害因素强度或浓度、分布状况以及相关的防护要求以书面形式告知承包商，并要对承包单位的职业病危害防护条件和能力进行调查核实，要求承包方采取防护设施并配备劳动防护用品。若承包方不具备职业病危害防治条件，则不能发包给其项目。用人单位必须将劳务派遣工的职业健康监护纳入本单位进行管理。

42. 安全标志及其使用管理

(1) 安全色

安全色是指用以传递安全信息含义的颜色，包括红、蓝、黄、绿四种颜色。

1) 红色

用以传递禁止、停止、危险或者提示消防设备设施的信息，如禁止标志等。

2) 蓝色

用以传递必须遵守规定的指令性信息，如指令标志等。

3) 黄色

用以传递注意、警告的信息，如警告标志等。

4) 绿色

用以传递安全的提示信息，如提示标志、车间内或工地内的安全通道等。

安全色普遍适用于公共场所、企业和交通运输、建筑、仓储等行业以及消防等领域所使用的信号和标志的表面颜色，但是不适用于灯光信号和航海、内河航运以及其他目的而使用的颜色。

(2) 对比色

对比色是指使安全色更加醒目的反衬色，包括黑、白两种颜色。

安全色与其对比色同时使用时，应按规定搭配使用。安全色的对比色见表7-1。

表7-1 安全色的对比

安全色	对比色
红色	白色
蓝色	白色
黄色	黑色
绿色	白色

对比色使用时，黑色用于安全标志的文字、图形符号和警告标志的几何图形；白色作为安全标志红、蓝、绿色的背景色，也可用于安全标志的文字和图形符号；红色和白色、黄色和黑色间隔条纹，是两种较醒目的标识；红色与白色交替，表示禁止越过，如道路及禁止跨越的临边防护栏杆等；黄色与黑色交替，表示警告危险，如防护栏杆、吊车吊钩的滑轮架等。

（3）安全标志

安全标志是由安全色、几何图形和图形符号构成的，是用来表达特定安全信息的标记，分为禁止标志、警告标志、指令标志和提示标志四类。

禁止标志的含义是禁止人们的不安全行为。例如：

禁止吸烟　　　　　禁止跨越　　　　　禁止饮用

警告标志的含义是提醒人们对周围环境引起注意，以避免可能发生的危险。例如：

　　　注意安全　　　　　　当心火灾　　　　　　当心触电

指令标志的含义是强制人们必须作出某种动作或采取防范措施。例如：

　必须戴防尘口罩　　　必须戴安全帽　　　必须系安全带

提示标志的含义是向人们提供某种信息（如标明安全设施或场所等）。例如：

　　紧急出口　　　　　　避险处　　　　　　可动火区

安全标志一般设在醒目的地方，人们看到后能有足够的时间来注意它所表示的内容，不能设在门、窗、架子等可移动的物体上，因为这些物体位置移动后就起不到应有的作用了。

（4） 安全标志的使用与管理

国家相关标准规定了安全色、基本安全图形和符号，以及安全标志的使用与管理规定，详细请参阅国家标准有关内容。烟花爆竹等一些行业根据国家标准规定相关原则，还制定了有本行业特色的安全标志（图形或符号）。

43. 职业病危害警示标识

（1） 相关法律规定

《职业病防治法》规定：产生职业病危害的用人单位，应当在醒目位置设置公告栏，公布有关职业病防治的规章制度、操作规程、职业病危害事故应急救援措施和工作场所职业病危害因素检测结果。对产生严重职业病危害的作业岗位，应当在其醒目位置，设置警示标识和中文警示说明。警示说明应当载明产生职业病危害的种类、后果、预防以及应急救治措施等内容。

向用人单位提供可能产生职业病危害的设备的，应当提供中文说明书，并在设备的醒目位置设置警示标识和中文警示说明。向用人单位提供可能产生职业病危害的化学品、放射性同位素和含有放射性物质的材料的，应当提供中文说明书。产品包装应当有醒目的警示标识和中文警示说明。储存上述材料的场所应当在规定的部位设置危险物品标识或者放射性警示标识。

工作场所（地点）是劳动者接触职业病危害最直接、最频繁的地点，一般都会存在粉尘、毒物、噪声、高温、电离辐射等职业病危害。因此，用人单位应当按照相关法律法规的要求，参照行业有关标准，结合本单位存在职业病危害的实际情况，在醒目位置设置职业病危害警示标识、中文警示说明和职业病危害告知卡。

（2）职业病危害警示标识及其构成

职业病危害警示标识是指在工作场所中设置的可以提醒劳动者对职业病危害产生警觉并采取相应防护措施的图形标识、警示语句、警示说明及其组合使用的标识等。用人单位应在产生或存在职业病危害因素的工作场所、作业岗位、设备、材料（产品）包装、储存场所设置相应的警示标识。产生职业病危害的工作场所，应当在工作场所入口处及产生职业病危害的作业岗位或设备附近的醒目位置设置警示标识。职业病危害警示标识包括图形标识、警示语句、警示说明等。

1）图形标识

图形标识分为禁止标识、警告标识、指令标识和警示线四大类共 25 种。

生产、使用有毒物品的工作场所应当设置黄色警示线，生产、使用高毒、剧毒物品的工作场所应当设置红色警示线。警示线设在生产、使用有毒物品的车间周围外缘距离不少于 30 厘米处，警示线宽度应不少于 10 厘米。

室外放射工作场所及室外放射性同位素及其储存场所应设置相应警示线，开放性放射工作场所监督区设置黄色警示线，控制区设置红色警示线。

2）警示语句

警示语句是一组表示禁止、警告、指令、提示或描述工作场所职业病危害的词语。警示语句可单独使用，也可与图形标识组合使用。基本警示语句包括禁止入内、禁止停留、当心中毒等。

3）警示说明

使用可能产生职业病危害的化学品、放射性同位素和含有放射性物质的材料的工作场所，必须在使用岗位设置醒目的警示标识和中文警示说明，并载明产品特性、主要成分、存在的有害因素、可能产生的危害后果、安全使用注意事项、职业病危害防护以及事故应急救护措施等内容。

使用可能产生职业病危害设备的，除设置警示标识外，也应当在设备醒目位置设置中文警示说明。警示说明应载明设备性能、可能产生的职业病危害、安全操作和维护注意事项、职业病危害防护与事故应急救护措施等内容。

44. 职业病危害告知卡

（1）总体要求

对产生严重职业病危害的作业岗位，除设置警示标识外，还应当在其醒目位置设置职业病危害告知卡。职业病危害告知卡应当标明职业病危害因素的名称、理化特性、健康危害、接触限值、防护措施、应急处理等。

符合以下条件之一的，即为产生严重职业病危害的作业岗位：

1）存在矽尘或石棉粉尘的作业岗位。

2）存在致癌、致畸等有害物质或者可能导致急性职业中毒的作业岗位。

3）放射性危害作业岗位。

(2) 公告栏与职业病危害警示标识的设置与管理

1）公告栏、中文警示说明和警示标识设置场所

公告栏和职业病危害警示标识的作用是使劳动者对职业病危害因素产生警觉，并自觉采取相应防护措施。因此用人单位职业卫生管理人员应熟悉本单位常见的职业病危害，并掌握相应的职业病危害警示标识的内容及其设置与管理。

如果工作场所出现了新的职业病危害因素，应判断是否需要增加新的警示标识，当国家或地方制定的工作场所职业病危害告知和警示标识相关规定发生变化时，应按照新的标准和要求设置。工作场所职业病危害告知和警示标识内容应列入用人单位职业卫生教育培训范围，职业卫生管理人员、劳动者均应了解和掌握相关内容，理解警示标识的含义。

2）公告栏、告知卡和警示标识制作规格

公告栏和告知卡制作时应使用坚固材料，尺寸大小和内容应满足标准规范的规定和实际需要，内容应通俗易懂、字迹清楚、颜色醒目；警示标识制作应选用坚固耐用、不易变形变质、阻燃的材料，有触电危险的工作场所则必须使用绝缘材料。警示标识的规格要求等应严格按照国家有关规定执行，避免设置无效的警示标识。

3）公告栏与警示标识的维护更换

公告栏和警示标识由于环境或人为影响可能发生破损，公告栏中内容和警示标识也会因相关工艺或国家标准变动需要及时更新。因此，用人单位职业卫生管理人员需要定期对其进行检查和更换，使劳动者掌握最新最准确的职业病危害相关知识。

公告栏中公告内容发生变动后应及时更新，职业病危害因素检测结果应在收到检测报告之日起7日内更新。生产工艺发生变更时，应在工艺变更完成后7日内补充完善相应的公告内容与警示标识。

告知卡和警示标识应至少每半年检查一次，发现有破损、变形、变色、图形符号脱落、亮度老化等影响使用的问题时，应及时修整或更换。

用人单位应按照国家有关规定的要求，完善职业病危害告知与警示标识档案材料，并将其存放于本单位的职业卫生档案内。

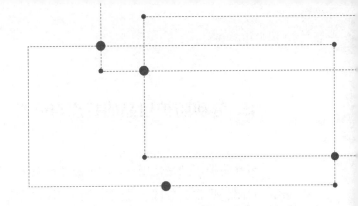

第 8 章

职业病危害个人防护与急救

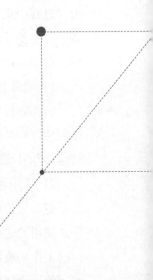

45. 劳动防护用品的特点与分类

劳动防护用品是使用一定的屏蔽体或系带、浮体，采取隔离、封闭、吸收、分散、悬浮等手段，保护劳动者免受外界危害因素的侵害的防护用品。劳动防护用品供劳动者个人随身使用，是保护劳动者不受事故伤害和职业病危害的最后一道防线。

（1）劳动防护用品及其特点

劳动防护用品是指由用人单位为从业人员配备的，使其在劳动过程中免遭或者减轻事故伤害及职业病危害的个人防护装备，是保护劳动者安全健康所采取的必不可少的措施。具体来说，劳动防护用品具有以下特点：

1）特殊性

劳动防护用品不同于一般的商品，是保障劳动者的安全健康的特殊用品，用人单位必须按照有关法律法规、标准规范进行选择和发放。

2）适用性

劳动防护用品的适用性既包括其选择使用的适用性，也包括其使用的适用性。选择使用的适用性是指必须根据劳动者不同的工作场所以及使用者的自身特点等选用合适的防护用品；使用的适用性是指防护用品需在进入工作岗位时使用，这不仅要求产品的防护性能可靠、确保使用者的安全，而且还要求产品适用性能好、方便、灵活，以便于使用者佩戴。

3）时效性

劳动防护用品均有一定的使用寿命，如橡胶类、塑料等制品，长时间受紫外线及冷热温度影响会逐渐老化而易折断，有些防护用品的保存条件也会影响其使用寿命，如温度、湿度等。

（2）劳动防护用品分类

1）按人体保护部位分类

在我国相关标准中，以人体保护部位进行分类，将劳动防护用品分为：头部防护用品、呼吸器官防护用品、眼（面）部防护用品、听觉器官防护用品、手部防护用品、足部防护用品、躯干防护用品、护肤用品和防坠落及其他劳动防护用品。

2）按防御的职业病危害因素和保护部位分类

根据国家有关规范，劳动防护用品分为以下十大类：①防御物理、化学和生物危险有害因素对头部伤害的头部防护用品；②防御缺氧空气和空气污染物进入呼吸道的呼吸防护用品；③防御物理和化学危险有害因素对眼面部伤害的眼（面）部防护用品；④防噪声危害及防水、防寒等的听力防护用品；⑤防御物理、化学和生物危险有害因素对手部伤害的手部防护用品；⑥防御物理和化学危险有害因素对足部伤害的足部防护用品；⑦防御物理、化学和生物危险有害因素对躯干伤害的躯干防护用品；⑧防御物理、化学和生物危险有害因素损伤皮肤或引起皮肤疾病的护肤用品；⑨防止高处作业劳动者坠落或者高处落物伤害的坠落防护用品；⑩其他防御危险有害因素的劳动防护用品。

46. 劳动防护用品管理

依据相关法律法规和标准的规定，用人单位应当依法为劳动者提供劳动防护用品，保障劳动者安全健康及相关权益，是依法实施的辅助性、预防性措施，不得以劳动防护用品替代工程防护设施和其他技术、管理措施。

（1）劳动防护用品管理要求

1）用人单位应当健全管理制度，加强劳动防护用品配备、发放、使用等管理工作。

2）用人单位应当安排专项经费用于配备劳动防护用品，不得以货币或者其他物品替代。该项经费计入生产成本，据实列支。

3）用人单位应当为劳动者提供符合国家标准或者行业标准的劳动防护用品。使用进口的劳动防护用品，其防护性能不得低于我国相关标准。

4）劳动者在作业过程中，应当按照规章制度和劳动防护用品使用规则，正确佩戴和使用劳动防护用品。

5）用人单位使用的劳务派遣工、接纳的实习学生应当纳入本单位人员统一管理，并配备相应的劳动防护用品。对处于作业地点的其他外来人员，必须按照与进行作业的劳动者相同的标准，正确佩戴和使用劳动防护用品。

（2）劳动防护用品的选用

1）用人单位劳动防护用品选择程序和依据

用人单位应按照识别、评价、选择的程序（见图 8-1）。结合劳动者作业方式和工作条件，并考虑其个人特点及劳动强度，选择防护功能和效果适用的劳动防护用品。

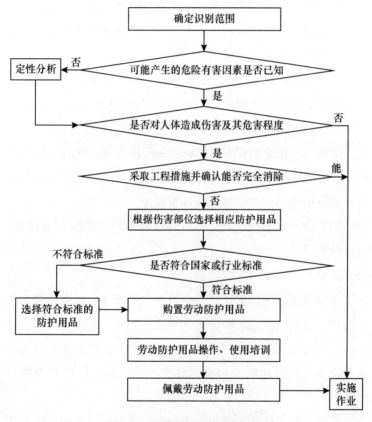

图 8-1 劳动防护用品选择程序

用人单位劳动防护用品选择依据主要包括以下四个方面：

①接触粉尘、有毒、有害物质的劳动者应当根据有害物质的种类及浓度配备相应的呼吸器、防护服、防护手套和防护鞋等。

②接触噪声的劳动者，用人单位应按照接触噪声强度及暴露时间为其配备适用的护听器，并指导劳动者正确佩戴和使用。

③工作场所中存在电离辐射危害的，经危害评价确认劳动者需佩戴劳动防护用品的，用人单位应配备劳动防护用品，并指导劳动者正确佩戴和使用。

④从事存在物体坠落、碎屑飞溅、转动机械和锋利器具等作业的劳动者，用人单位配备适用的劳动防护用品。

2）劳动防护用品选择的其他要求

①同一工作地点存在不同种类的危险有害因素的，应当为劳动者同时提供防御各类危害的劳动防护用品。需要同时配备的劳动防护用品，还应考虑其可兼容性。

②劳动者在不同地点工作，并接触不同的危险有害因素，或接触不同的危害程度的有害因素的，为其选配的劳动防护用品应满足不同工作地点的防护需求。

③劳动防护用品的选择还应当考虑其佩戴的合适性和基本舒适性，根据个人特点和需求选择适合型号、式样。

④用人单位应当在可能发生急性职业损伤的有毒有害工作场所配备应急劳动防护用品，放置于现场临近位置并有醒目标识。

⑤用人单位应当为巡检等流动性作业的劳动者配备随身携带的个人应急防护用品。

（3）劳动防护用品的采购、发放、培训及使用

根据国家有关规定，用人单位对于劳动防护用品的采购、发放、培训及使用应当符合以下规定：

1）用人单位应根据劳动者工作场所中存在的有害因素及环境条件制定适合本单位的劳动防护用品配备标准。

2）用人单位应根据劳动防护用品配备标准制订采购计划，购买符合标准的合格产品。

3）用人单位应查验并保存劳动防护用品检验报告等质量证明文件的原件或复印件。

4）用人单位应按照本单位制定的配备标准发放劳动防护用品，并做好登记。

5）用人单位应对劳动者进行劳动防护用品的使用、维护等专业知识的培训。

6）用人单位应当督促劳动者在使用劳动防护用品前，对劳动防护用品进行检查，确保外观完好、部件齐全、功能正常。

47. 典型劳动防护用品的使用

（1）呼吸防护用品

呼吸防护用品又被称为呼吸防护器（简称呼吸器），主要用于防止工作场所空气中存在的颗粒物、气溶胶、有害气体等职业病危害因素通过呼吸道进入人体。因此，呼吸防护用品是

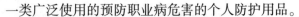

一类广泛使用的预防职业病危害的个人防护用品。

1）呼吸防护用品的基本分类

呼吸防护用品从设计上分为过滤式和供气式两类。过滤式呼吸器是一种将作业环境空气通过过滤元件，以去除其中有害物质后作为气源的呼吸防护用品。供气式呼吸器也称隔绝式呼吸器，是将使用者的呼吸道完全与污染空气隔绝，呼吸空气来自污染环境之外，如自携气式呼吸器（SCBA）。

2）呼吸防护用品的选择

针对尘、毒危害，在采取主动的工程控制措施后，若作业现场仍存在呼吸危害，可采取个人防护措施，即使用呼吸防护用品。选择呼吸防护用品要考虑其防护能力，还要依据环境的危害水平，按照国家标准规定的方法选择。

①呼吸防护用品的防护能力。我国相关规定中对各类呼吸器的防护能力用指定防护因数（APF）作出划分。APF是一种或一类适宜功能的呼吸防护用品在适合使用者佩戴且正确使用的前提下，预期能将空气污染物浓度降低的倍数。

②立即威胁生命与健康环境下使用的呼吸器。按照规定，配全面罩的正压式SCBA和配备适合的辅助逃生型呼吸器前提下，配全面罩或送气头罩的正压长管呼吸器。

③一般危害环境选择的呼吸器类型。依据一个作业场所的危害因数，选择APF大于职业病危害因数的呼吸器作为适合的类型。

④根据空气污染物选择适合的过滤元件。过滤元件若选择不当，呼吸器就不能起作用。当作业场所存在多种污染物，分别以颗粒物和气态存在的情况下，过滤式呼吸器应选择尘、毒组合的过滤元件。

3）呼吸防护用品的使用

在使用呼吸器之前，使用者要仔细阅读、理解产品使用说明书，并接受培训，了解呼吸危害对健康的影响，掌握呼吸器的使用与维护方法，熟悉产品结构、功能和限制，练习面罩佩戴、调节和气密性检查的方法，并懂得部件更换、清洗和储存等要求。

①随弃式防护口罩佩戴方法。不同产品的佩戴方法略有不同，基本步骤为：首先佩戴口罩，并调整头带位置，按照自己鼻梁的形状塑造鼻夹，务必用双手操作。最后做气密性检查，正压方法是用双手盖住口罩快速吹气，若感觉面罩微微隆起，说明没有漏气；负压方法是用双手盖住口罩快速吸气，看口罩是否能有塌陷感。

②可更换式半面罩呼吸器佩戴方法。佩戴之前，要先安装好过滤元件，并将头带调节到最松的状态。不同设计的产品佩戴、调节方法不同，详细的使用应参考说明书，基本步骤为首先戴上面罩后应调节头带松紧度，其次调节颈部头带的松紧，注意不要过紧而造成不适感，最后调整好面罩位置进行配套的气密性检查。

（2）听觉器官防护用品

常见的听觉器官防护用品也被称为护听器，是预防噪声危害的个人防护用品。当作业现场噪声水平超过职业健康卫生规定的限值时，为预防噪声聋等由噪声引起的职业危害，应选择使用护耳器。护耳器主要分耳塞和耳罩两类产品。

1）护耳器的功能

①耳塞。耳塞是可以插入外耳道的有隔声作用的柔性材料

制品。耳塞的形状和选材各异，总体分慢回弹和预成型两类。慢回弹耳塞使用泡沫型材料需挤压缩小后插入耳道，慢回弹耳塞脏了以后通常不适合水洗，需要废弃，预成型耳塞由橡胶类材料制成，预先模压成某些形状，可直接插入耳道。预成型耳塞可水洗，比较耐用。

②耳罩。耳罩是用隔声的罩子将外耳罩住，耳罩之间用有适当夹紧力的头带或颈带将其固定在头上，并可以调节耳罩佩戴的高度、角度等，以取得一定的佩戴舒适度。耳罩使用寿命较长，平时需要维护保养。

③护耳器降噪值。护耳器的降噪能力是按照标准的测试方法，经人佩戴测试降噪能力后得出的，用单值噪声降低值表示，单位是分贝。

2）护耳器的选择

选择护耳器之前首先要评价作业场所的噪声水平，然后确定需要护耳器的单值降噪值，并要根据作业场所和使用者的需求特点，选择具体的式样。其选择原则应包括安全与健康原则、适用原则、舒适原则。

目前根据现场噪声水平选择护耳器降噪值的详细方法需参考国家有关标准。

3）护耳器的使用

耳塞的佩戴方法可分为佩戴慢回弹耳塞方法和佩戴预成型耳塞方法。佩戴慢回弹耳塞之前，务必清洗双手，左耳佩戴耳塞时，一边用左手将耳塞压扁、揉细，一边用右手从头的后方向上、向外拉左耳耳郭，尽量把耳道拉直，同时用左手将耳塞塞入耳道，并在耳道外堵大约半分钟，防止耳塞因膨胀退出耳道。用同样方法佩戴右边的耳塞。佩戴预成型耳塞也必须用手拉开耳道，插入耳塞后再进行必要的舒适性调整。佩戴好后，做耳塞佩戴气密性检查：进入噪声环境，用双手手掌盖住双耳，感觉外面的噪声，然后将双手移开。若前后听到的噪声水平相同，说明密合良好。

佩戴不同耳罩的方法各有不同。应阅读说明书，了解耳罩在头带、颈带上的调节方法。应尽量调节耳罩杯在头带、颈带上的位置，使两耳位于罩杯中心，并完全覆盖耳郭。

使用护耳器时应注意，佩戴护耳器后，使用者往往会感"异样"，需要一段时间适应。佩戴时间不足是导致防护失效的一个重要原因，因此需要坚持佩戴，才能获得较好的防护水平。

(3) 粉尘防护用品

粉尘防护用品包括防尘口罩、隔绝式压风呼吸器、防尘眼镜、防尘安全帽、防尘服和防尘鞋，以及护肤霜和皮肤清洁液。

1）防尘口罩

防尘口罩属于自吸过滤式防颗粒物呼吸器。生产作业场所配备的防尘口罩，主要用于防止或减少生产环境中的粉尘、烟、雾以及微生物等颗粒物进入人体呼吸器官从而保护安全健康的劳动防护用品。

2）隔绝式压风呼吸器

隔绝式压风呼吸器是一类新型呼吸防护装备，具有防尘、防毒的双重功能，由主机、配气管路和弹性正压口罩三大部分组成。可以使佩戴者隔绝尘、毒效率近 100%。其缺点是使用地点必须要有压风供给，并且每个佩戴者都要拖一根供气的软管，不能交叉作业和远距离行走，活动范围受到一定限制。

3）防尘眼镜

防尘眼镜主要用以防止粉尘进入劳动者的眼睛。防尘眼镜一般在粉尘较多的环境下使用，镜片强度要求不高，不管眼罩式还是平镜式，都是采用一般平光玻璃镜片制作而成。

4）防尘安全帽

防尘安全帽具有滤尘送风，保护呼吸器官、面部、头部和佩戴安全舒适的优点，是保护功能较为齐全的劳动防护用品。目前性能较好的防尘安全帽可将粒径为5微米以下的粉尘过滤掉95%以上。

5）防尘服

防尘服按用途分为普通型防尘服和防静电型防尘服。防尘服在食品行业、医药行业、生物科技行业、电子行业、实验室行业均有广泛应用。在选用防尘服时，要先了解清楚最新的防尘服标准，否则达不到防尘、洁净的效果。

6）防尘鞋

防尘鞋公用的较多见，常见的公用防尘鞋由接尘船、吸盘、底架、鞋底、围片装置、转板、挂架等部件组成。使用者穿着自己的普通鞋子，脚踏在防尘鞋的鞋底上的接尘船中，鞋底上的粉尘被接装在接尘船中。

7）护肤霜和皮肤清洁液

护肤霜特别适用于接触吸水性或碱性粉尘以及露天作业的人员。皮肤清洁液对油污和尘垢有较好的除污作用，适用于机械维修、矿山采挖等行业的劳动者。

48. 急性中毒、中毒窒息及化学灼伤事故急救

（1）急性中毒事故急救

急性中毒病情发展很快，现场处理是关键第一步，具体方法如下：

1）切断毒源，包括关闭阀门，加盲板、停车、停止送气、堵塞"跑、冒、滴、漏"，使毒物不再继续侵入人体和扩散。

2）搞清毒物种类、性质，采取相应的保护措施。既要抢救别人，又要保护自己，莽撞地闯入中毒现场只能造成更大损伤。

3）尽快使患者脱离中毒现场后，松开领扣、腰带，呼吸新鲜空气。若有毒物污染，应迅速脱掉被污染的衣物，用清水冲洗皮肤，同时注意保暖。有条件的厂矿卫生所，应立即针对毒物性质给予解毒和驱毒剂，使进入体内的毒物尽快排出。

4）发现呼吸困难或停止时，进行人工呼吸（氰化物类剧毒，禁止口对口人工呼吸）。有条件的立即吸氧或加压给氧，针刺人中、百会、十宣等穴位，注射呼吸兴奋剂。

5）心脏骤停者，立即进行胸外心脏按压急救，心脏注射"三联针"。

6）发生 3 人以上多人中毒事故，要注意分类。应先重者后轻者，注意现场的抢救指挥，防止乱作一团。对危重者尽快地转送至医疗单位急救。

（2）中毒窒息事故急救

一氧化碳、二氧化碳、二氧化硫、硫化氢等超过允许浓度时，均能使人吸入后中毒。发生中毒窒息事故后，救援人员千万不要贸然进入现场施救，首先要做好自身防护措施，避免成为新的受害者。

1）抢救人员进入危险区必须戴上防毒面具、自救器等防护用品，必要时也给中毒者戴上，迅速把中毒者转移到有新鲜风流的地方，静卧保暖。

2）若一氧化碳中毒，伤情评估后，清除中毒者口腔和鼻腔内的杂物后，立即进行心肺复苏急救。

3）若硫化氢中毒，在进行人工呼吸之前，要用浸透食盐溶液的棉花或手帕盖在中毒者的口鼻。

4）若因瓦斯或二氧化碳窒息，情况不太严重时，只要把窒息者转移到空气新鲜的场地稍做休息就会苏醒，假如窒息时间比较长，就要进行人工呼吸抢救。

5）在救护中，急救人员一定要沉着，动作要迅速，在进行急救的同时，应通知医生到现场进行救治。

（3）化学灼伤事故急救

1）强酸灼伤

浓酸溅到皮肤上后，应及时用大量清水冲洗，脱去被污染的衣物，根据不同酸的特殊性适当处理。硫酸、盐酸、硝酸所引起的烧伤应先拭去患处酸液，后用大量清水冲洗 10～30 分钟，配合使用 5% 的碳酸氢钠液中和后，再用大量清水冲洗，最后按烧伤处理。

2）强碱灼伤

当强碱溅到皮肤上时应立即先用大量清水冲洗。用水冲洗前禁用中和剂，以免产生中和热加重烧伤。后用 1%~2% 醋酸冲洗和湿敷，最后仍需用大量清水冲洗创面。

石灰烧伤时，应先将石灰粉粒清除干净，然后再用清水冲洗，以防石灰在遇水时产生大量热而加重机体组织烧伤。

3）磷灼伤

磷接触皮肤时，灼伤的面积较深。磷易氧化成五氧化二磷，遇水生成磷酸，所以磷烧伤时既有发热又有酸的作用造成复合型烧伤。另外，磷又能经皮肤黏膜吸收造成全身中毒。

因此，现场处理磷灼伤应用大量清水冲洗并尽量去除磷颗粒，对清除不掉的可用 10% 硫酸铜溶液湿敷创面，使磷颗粒变成黑色的硫化磷，然后去除，再以 20% 硫酸氢钠湿敷，以便中和磷酸。

49. 应急救援技术要领

（1）现场急救的基本步骤

总体来说，事故现场急救应按照紧急呼救、判断伤情和救护三大步骤进行。

1）紧急呼救

当突发事件发生，发现伤员，经过现场评估和病情判断后需要立即救护，同时立即向救护医疗服务系统或附近担负院外急救任务的相关部门报告，常用的急救电话为"120"。

2）判断伤情

在现场巡视后对伤员进行伤情最初评估。发现伤员，尤其是处在情况复杂的现场，救护人员需要首先确认并立即处理威胁生命的情况，检查伤员的意识、气道、呼吸、循环体征等。

3）救护

现场救护原则是先救命后治伤，先重伤后轻伤，先抢后救，抢中有救，使伤员尽快脱离事故现场，先分类再运送。医护人员以救为主，其他人员以抢为主，各负其责，相互配合，以免延误抢救时机。现场救护人员应注意自身防护。

（2）紧急呼救基本步骤

1）救护启动

救护启动称为呼救系统开始。呼救系统的畅通，在国际上被列为抢救危重伤员的"生命链"中的"第一环"。有效的呼救系统，对保障危重伤员获得及时救治至关重要。

2）呼救电话须知

紧急事故发生时，须报警呼救，最常使用的是呼救电话。使用呼救电话时必须用最精练、准确、清楚的语言说明伤员目前的情况。

一般应简要清楚地说明以下几点：①你的（报告人）电话号码与姓名，伤员姓名、性别、年龄和联系电话；②伤员所在的确切地点，尽可能指出附近街道的交汇处或其他显著标志；③伤员目前最危重的情况，如晕倒、呼吸困难、大出血等；④说明伤害性质、严重程度、伤员的人数；⑤现场所采取的救护措施。注意，不要先放下话筒，要等救护医疗服务系统调度人员先挂断电话。

(3) 伤情评估判断

伤病者的意识、呼吸、循环体征、瞳孔反应等表象，是判断伤势轻重的重要标志。

1）意识

先判断伤员神志是否清醒。在呼唤、轻拍、推动时，判断有无意识。若伤员突然倒地，然后呼之不应，情况多为严重。

2）呼吸

正常人每分钟呼吸 12～18 次，危重伤员呼吸变快、变浅乃至不规则，呈叹息状。如伤员呼吸停止，应立即施行人工呼吸。

3）循环体征

在检查伤员意识、气道、呼吸之后，应对伤员的循环体征进行检查。可以通过检查循环的体征如呼吸、咳嗽、运动、皮肤颜色、脉搏情况来进行判断。

4）瞳孔反应

正常时双眼的瞳孔是等大圆形的，当伤员脑部受伤、脑出血、严重药物中毒时，瞳孔可能缩小为针尖大小，也可能扩大到黑眼球边缘，对光线不起反应或反应迟钝。

(4) 心肺复苏的基本方法

生产现场对伤员进行心肺复苏非常重要。据报道，5 分钟内开始院外急救实施心肺复苏，8 分钟内进一步生命支持，伤员存活率最高可达 43%。复苏（生命支持）每延迟 1 分钟，伤员存活率下降 3%。

实施心肺复苏时，首先判断伤员呼吸、心跳，一旦判定呼吸、心跳停止，立即采取胸外心脏按压、开放气道、口对口人工呼吸步骤进行心肺复苏。

1）胸外心脏按压

判定心跳是否停止，可采用摸伤员的颈动脉有无搏动的方法，如无搏动，应立即进行胸外心脏按压。实施胸外心脏按压的主要步骤如下：①用一只手的掌根按在伤员胸骨中下 1/3 段交界处；②另一只手压在该手的手背上，双手手指均应翘起，不能平压在胸壁；③双肘关节伸直；④利用体重和肩臂力量垂直向下挤压；⑤使胸骨下陷 4 厘米；⑥略停顿后在原位放松；⑦手掌根不能离开心脏定位点；⑧连续进行 15 次心脏按压，后口对口吹气两次，再按压心脏 15 次，如此反复。

2）开放气道

用最短的时间，先将伤员衣领口、领带、围巾等解开，戴上手套迅速清除伤员口鼻内的污泥、土块、痰、呕吐物等异物，以利于呼吸道畅通，再将气道打开。

①仰头举颌法：救护人员用一只手的小鱼际部位置于伤员的前额并稍加用力使头后仰，另一只手的食指、中指置于下颏将下颌骨上提；救护人员手指不要深压颏下软组织，以免阻塞气道。

②仰头抬颈法：救护人员用一只手的小鱼际部位放在伤员前额，向下稍加用力使头后仰，另一只手置于颈部并将颈部上托。无颈部外伤可用此法。

③双下颌上提法：救护人员双手手指放在伤员下颌角，向上或向后方提起下颌；头保持正中位，不能使头后仰，不可左右扭动。此方法适用于怀疑颈椎外伤的伤员。

④手钩异物：如伤员无意识，救护人员用一只手的拇指和

其他四指，握住伤员舌和下颌后掰开伤员嘴；救护人员另一只手的食指沿伤员口内插入；用钩取动作，抠出固体异物。

3）口对口人工呼吸

口对口人工呼吸是现场急救中对于呼吸骤停患者最简便最有效的方法，其主要步骤如下：

①完成开放气道后，用身边现有的清洁布质材料盖在患者嘴上，防止传染病。②左手捏住患者鼻孔（防止漏气）。③施救者自己先深吸一口气，用自己的口唇把患者的口唇包住，向患者嘴里吹气。吹气的同时用眼角观察患者的胸部，如看到患者的胸部膨起，表明吹气的力度合适。吹气后待患者膨起的胸部自然回落后，再深吸一口气重复吹气，反复进行。④每分钟吹气 10~12 次。